向阳而生

柱子哥的抗癌指南

柱子哥◎著

清华大学出版社
北京

图书在版编目（CIP）数据

向阳而生 : 柱子哥的抗癌指南 / 柱子哥著. — 北京 : 清华大学出版社, 2020.7
（2025.4 重印）
ISBN 978-7-302-55496-7

Ⅰ. ①向⋯　Ⅱ. ①柱⋯　Ⅲ. ①癌 – 防治 – 指南　Ⅳ. ①R73-62

中国版本图书馆CIP数据核字(2020)第085072号

责任编辑：胡洪涛　王　华
封面设计：意匠文化·丁奔亮
责任校对：刘玉霞
责任印制：杨　艳

出版发行：清华大学出版社
　　　　　网　　　址：https://www.tup.com.cn, https://www.wqxuetang.com
　　　　　地　　　址：北京清华大学学研大厦 A 座　　邮　　　编：100084
　　　　　社 总 机：010-83470000　　　　　　　　　邮　　　购：010-62786544
　　　　　投稿与读者服务：010-62776969, c-service@tup.tsinghua.edu.cn
　　　　　质量反馈：010-62772015, zhiliang@tup.tsinghua.edu.cn
印 装 者：三河市龙大印装有限公司
经　　销：全国新华书店
开　　本：165mm×235mm　　印　张：14.5　　字　数：237 千字
版　　次：2020 年 8 月第 1 版　　　　　　　　印　次：2025 年 4 月第 3 次印刷
定　　价：59.00 元

产品编号：085576-01

序

到今天，我已经在北京大学第三医院重症监护室（ICU）工作20年了，面对生死，我每天想的都是怎么千方百计地让病人活下来。因为只有先活着，才有然后。

但是无论我怎么为病人着想、为病人考虑，怎么从病人的角度出发思考问题，却始终无法真真切切地体验到病人的痛。所以，当我受邀为柱子哥的新书《向阳而生：柱子哥的抗癌指南》作序时，我想，更多的是学习。

作者把她自己定义成一位"普通人"，把这本书定义为一本"普通人"的"就医指南"，但在我看来都是不普通的。

她有知识，这不仅仅包括自学疾病知识，更在于她善于利用互联网这个每个普通人可及的最大的资源，检索所有与疾病诊治相关的信息，科学运用，并用思维导图的模式呈现出来。

她有情怀，在疾病这个"黑天鹅"突然到来，命运和社会角色发生改变，在面临病痛甚至死亡，经过短暂的颓废之后，她快速复苏，把真实的疾病体验剖析并记录下来。而在以前，我们看到的更多的是"光环"，抑或"悲剧"，很少探寻到背后真实的故事。这种逐步强大的心路转变历程，其实可以让更多的同样深处病痛中的人得到借鉴、激励和抚慰。

她有智慧，不仅是要去打好"一副烂牌"，还要科学处理因疾病而不得不面对的各种关系：医患、爱人、亲人、朋友……更要去直面各种随之而来的窘境：病痛、经济、就医、工作、赡养……

她有能力，一直致力于癌症科普、病人人文关怀、安宁疗护宣传。

"中国癌症病人科普之路最缺的不只是知识，更是医学通识，是医疗认知，是体系化的医学观"，这是柱子哥最打动我的一句话。

所以，她是正在与疾病抗争的千万个普通人中最不普通的人。

这本书也是不普通的，我至少有三个非常重要的收获：

首先是学会与病共存

随着人类寿命的不断延长，也带来了各种慢性病，如高血压、糖尿病、心脑血管疾病，还有癌症的高发。不断进步的医疗科技，让这些病逐步可控，癌症也正在逐步变为慢性病。或许没有一个人在疾病到来之前会严肃思考关于疾病的问题，但是毫无疑问，我们每个人一生中都难免会遭遇到疾病的诘问。疾病就是生命的另一种常态，只有理解了这一点，当有一天疾病来临的时候我们才不会那么惊恐，才可以用更为理性的态度，更为科学的方法应对疾病。

作者科学分析疾病，并用一种无畏、乐观的态度对抗疾病，与疾病共存，这无疑是应对疾病最科学的方法。

其次是学会做聪明的病人

互联网时代，每个人缺的不是信息的来源和深度，而是如何科学利用这些信息。作者用她亲身的经历诠释如何聪明就医，分析各种治疗方法、治疗路径，学会如何与医生高效沟通，医患共同决策。学习这些知识的目的，不是要把病人都培养成医生，而是让病人学会如何高效利用信息，和医生一起面对疾病这个共同的敌人。很多时候，在复杂的病情面前，决策没有绝对的对与错，只有在现有的循证医学证据基础上，综合考虑病人的意愿，病人的最大利益，将病人的痛苦和风险降到最低，才是最佳的选择。

最后是学会爱和被爱

"没有人文的科学是傲慢，没有科学的人文是滥情"。

在医疗日益强大的今天，无论是作为医者，还是病人的亲人，乃至整个社会，我们始终不能忽略对病人的人文关怀。作者从她的视角分析就医过程中遇到的各种不便，以及如何获取社会最大程度的支持和帮助，这对同样深处病痛中的人来说，是一种最为现实的、可以参考的、范式的"指南"，这其中也蕴含了作者的科学和人文素养。

本书同样也让我们思考，如何给予病人更多切实的、科学的帮助。科学可以减轻病人的病痛，但是只有人文才让他们更能体会到爱与被爱。

因为，只有能够真正帮助人的爱才是真爱。

与读到这本书的你共勉。

薄世宁

2020 年 5 月 18 日于北京

医学博士，北京大学第三医院重症医学科副主任医师

中信出版社《薄世宁医学通识讲义》作者

得到 APP《医学通识 50 讲》主理人

前言

我是一个普通人。

普通到不能再普通的人。出生在东北的小城镇少数民族家庭，高考后来上海读书，硕士毕业后留下工作安家，小白领的生活按部就班，中午吃了外卖困一下午，加班到晚上 10 点去乘地铁，怀着对工作的抱怨和生活的沮丧回家，捉襟见肘地维系着自己的小家和老家父母的生活，循规蹈矩地过着普通的生活。

直到我在 28 岁这一年得了一种不普通的病。

我成了我的同学和同事中第一个得癌症的人，一个早早脱离常规轨迹开启新故事线的"最不普通的人"。

我国每年新发的癌症病人数是 400 万人，平均下来每天是 1 万人，每分钟就有 7 个人被确诊癌症。医学的进步给了无数癌症病人更多的希望，但我却是希望渺茫的那一个。2018 年 10 月，我被确诊为滤泡型淋巴瘤 2 级 4 期合并系统性红斑狼疮，两种病合并发病率千万分之七。现阶段对于我这样的疑难杂症，最前沿的免疫靶向药物效果不确切且经济负担巨大，常规的化疗至今仍未让我治愈。

很多癌症病人都会默默地被人群消声，独自面对孤独，没有声响，没有回应，没有共情，像我在小城艰难抗癌的父母一样。

可是，我有一点小小的勇，我想让这些人知道他们不是一个人。

我也在经历，我也经历了职场关系、父母关系、夫妻关系、朋友关系等核心社会关系的重塑；我也需要重新建立生死认知、共情认知，学会重新认识人生的终极价值，学会承受变化和失去。我想让数以千万的癌症病人及其家属知道，抗癌过程中遇到的有些问题是我们整个群体的共性问题，是社会的共性问题，需要有一个普通人活生生的例子，能够站出来真实记录这一路遇到的问题，需要有人把我们这一路遇到的问题放在桌面上讨论，需要有人不怕尴尬、难堪、被人评头论足、影响就业、被打标签，站出来真实地呈现自己的经历。这就是为什么我想要作为一个普通的年轻癌症病人发声，为什么想要写下我遇到的问题和应对的方式。我想让大家看看一个罹患癌症的普通人遇到了哪些问题、如何成长、如何面对变化等，希望为病人群体提供一个可以参照、能产生共鸣、具体详实的抗癌指南，像真实陪伴在身边的朋友一样，陪你走一路。

于是有了"一只柱柱柱柱子哥"公众号的持续更新。

很多抗癌励志故事给大家留下的情感触动多于经验和方法，很多故事我们只看到了一个结果，过程的曲折在总结性的文章里会被省略和缩减，一些细枝末节、一些转瞬即逝的情绪会被遗落和忘记。所以我从一开始，就想完整地记录整个抗癌过程中遇到的方方面面的问题，收集留言里病友们的困扰。于是我在一年半的时间里完成几十篇文章，对于大病分手、年轻癌症病人失业、医患沟通、老人看病、病历整理、经济毒性应对等问题，我分享了自己的看法，希望读者们能有共鸣和收获。

如果说刚生病时的我是"见自己"，那么持续地倾听和理解多个癌症病友和家属就是"见他人"，我的公众号后台也成为树洞一样的存在，接纳了很多不同病人的脆弱：有自杀倾向的抑郁症病人跟我讲真实的痛苦的感受；因为免疫疾病不能上学的 18 岁少女跟我讲苦恼的人生选择；不能生育的 40 岁癌症女性跟我讲婚姻的背面。

原来，孤独和痛苦是这么的普遍而平常，在整个癌症病人群体甚至其他病患群体，有些问题都那么心照不宣地被深埋在心里。

我想做的是，让癌症病人抗癌路上的脆弱、孤独、痛苦，被听见、被看见、被理解和被回应。

读者可能会问：你只是个普通的小白领，一个在生活中捉襟见肘的普通人，你为什么要写普通人的无能为力与不屈服？

因为我觉得大多数人都是普通人，资源有限，手里的牌有限，我只是对如何打好这手"烂牌"有一点小小的经验和心得。大多数困难可能都是要熬的，以一己之力可以发挥主观能动性的事情不多，能在黑暗的、困苦的、焦虑的阶段力所能及地让自己开心一点，或者让自己专注在更有意义的事情上，而不过度消耗情绪，是个厉害的本事。我想把自己一年半里如何取悦自己、如何一次次振作、如何在孤独的绝境中没有滑向抑郁都讲给你们听，提供一个"真人秀"版本供大家参考。

我想，即便是我这样最不普通的普通人，都能在抗癌的路上坚持前行，学会与疾病共存，学会聪明就医，学会规划自己的一切，那么这段经历，一定会成为更多人的参考，觉得自己"也可以"。

为爱而生，为了爱的人和爱自己的人；为希望而生，这希望就像天空中那道闪亮的光，照着我前行。

向阳而生，我很难想象生活中没有阳光普照的日子。

我是柱子哥，一个抗癌路上行进的普通人。

目录

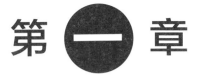

第 一 章 / 病情介绍 /

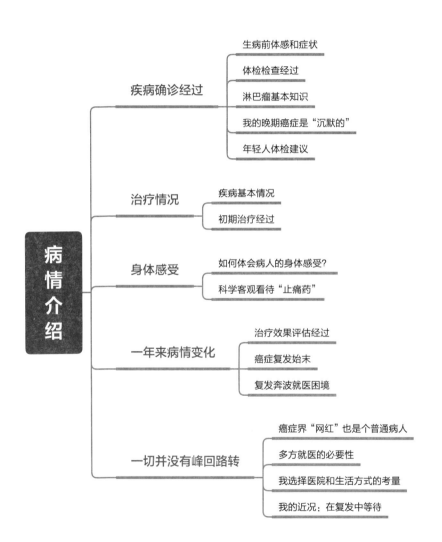

病情介绍

疾病确诊经过
- 生病前体感和症状
- 体检检查经过
- 淋巴瘤基本知识
- 我的晚期癌症是"沉默的"
- 年轻人体检建议

治疗情况
- 疾病基本情况
- 初期治疗经过

身体感受
- 如何体会病人的身体感受?
- 科学客观看待"止痛药"

一年来病情变化
- 治疗效果评估经过
- 癌症复发始末
- 复发奔波就医困境

一切并没有峰回路转
- 癌症界"网红"也是个普通病人
- 多方就医的必要性
- 我选择医院和生活方式的考量
- 我的近况:在复发中等待

一、疾病确诊

在确诊疾病之前，我除了容易累、睡眠差、长期焦虑、压力大外，并没有什么不适感，和陆家嘴任何一个普通的小白领没有什么区别。我甚至都不太会感冒，但是每个午后都会出虚汗，出差时会觉得体力不支。2018 年 3 月，我去广州出差当天来回，晚上搭红眼航班回上海，从飞机舷梯下来乘摆渡车的时候，我头一晕、眼前一黑就在舷梯上昏了过去，再睁眼就见一群人围着喊我，把我扶了起来。隔了半晌我才感觉膝盖剧痛，腿上破了皮。但是我没觉得有任何异常，因为我一直就是体力有点差、不运动、精力不是很好的那种年轻人，不会觉得"累"和"出虚汗"是疾病的一种症状。

每年除了常规的体检外，我没有做什么额外的检查，尽管对自己身体很重视，但是体检并没有提示什么值得注意的异常。2018 年 9 月公司组织体检，常规的外科触诊，普通得再普通不过了，一个相当敷衍的环节。我当时就是话多和体检医生闲聊，那个年长的外科女医生触摸我的甲状腺结节，然后发现我淋巴结肿大，让我去查下淋巴结，我笑说："怎么可能，真有什么毛病我已经早就挂了吧？"（此时我对淋巴系统疾病初步的印象来自于《滚蛋吧，肿瘤君》和李开复。）医生顿了顿，很认真地说道："我有个朋友就是你这样的淋巴结肿大，然后查出来是发展比较慢的淋巴瘤亚型。"于是她坚持给我安排去门诊做进一步检查。接下来的 B 超检查中，医生在检查我的肝胆区的时候，认真盯了很久，觉得有阴影，又按住我做了一遍，哪怕后面有人等着，她还是坚持给我换到另外一台机器上做了第三遍，然后在 B 超报告上提示"胆囊区低回声，建议 CT[①] 进一步检查"。

我心想，这肯定是我长期不太吃早饭导致的胆结石问题。

后面的半个多月，我在工作时间抽空溜出去做了增强 CT 检查、淋巴结活检，一直觉得自己没什么事，毕竟我这个年纪患淋巴瘤的概率低到百万分之一。

---

① CT：computed tomography，电子计算机断层扫描。

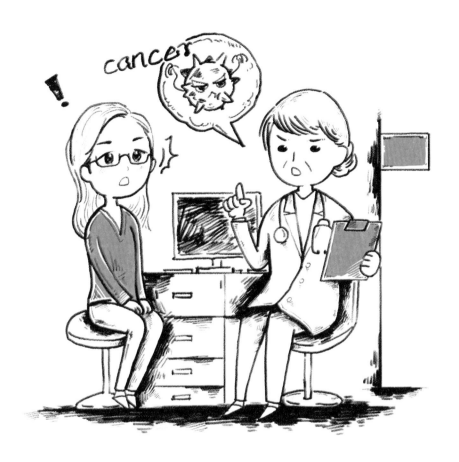

我自始至终都没有觉得过分紧张。哪怕查了百度，我都觉得自己没事，在检查中也没有哪个医生给出任何提示。

2018 年 10 月 17 日傍晚，我收到"微医"上医生发给我的病理结果：滤泡型淋巴瘤 2 级。

我初步检索了下病因和疾病介绍，了解到除了一些特定类型的淋巴瘤是由病毒［比如 EB 病毒（Epstein-Barr virus，EBV，也称人类疱疹病毒），也是鼻咽癌的原因之一］引起的以外，大部分病人的病因还是不明的，说句不好听的，就是"命不好"。淋巴瘤分型非常多，迄今已经有两百多种类型了，而且还在不断增加中。不同类型的淋巴瘤的恶性程度差别很大，大致可以分为惰性、侵袭性和高度侵袭性。从大类上来分，淋巴瘤分为霍奇金淋巴瘤（Hodgkin's lymphoma，HL）和非霍奇金淋巴瘤（non-Hodgkin's lymphoma，NHL）两大类，后者占

90% 左右，其中又以弥漫性大 B 细胞淋巴瘤为主（40%~50%）。最典型的症状是无痛性淋巴结肿大，大部分病人都是这样发现自己得病的，常见于颈部、腋下和腹股沟等。另外，不少病人会出现发热、盗汗、体重减轻（半年内体重下降超过 10%）等全身表现。如果是发生在胃肠道的淋巴瘤，还会有腹泻、便血等症状。

而我现在回忆倒推、对号入座，都很难绝对符合这些疾病特征。我很瘦，身高 168 厘米，体重 44 千克左右。颈部淋巴结由于咽炎和智齿发炎也偶尔会肿大，每天下午有点低热、疲惫、出汗我也习以为常了，至于体重减轻，我的体重在 10 年里一直稳定在 44~47 千克之间，谈不上因病消瘦。至于腹泻，我确实在 2018 年 7 月的时候因为肚子不舒服去做了肠镜，取了 3 个息肉，诊断为慢性肠炎。除此之外，我的病症几乎完全是"沉默的"，对得起淋巴瘤"沉默的癌症"的称号。

2018 年 10 月 21 日上班路上我被通知去住院，之后做了骨髓穿刺，发现骨髓侵犯 30%，淋巴白血病症状。后来又通过全面血液检查，确诊了系统性红斑狼疮，一种同样无法治愈的自体免疫性疾病。

直到现在，我都没有遇见过和我情况一样的人，淋巴瘤 + 系统性红斑狼疮，淋巴细胞在生长（恶性肿瘤）和功能（自体免疫疾病）方面同时出现了问题。这个概率是百万分之七乘以十万分之一。

具体的治疗过程和复发情况我在后面的章节会讲，单从确诊这件事上我有几点心得想分享：

（1）科学、合理、全面的体检真的很重要，不要因为自己是年轻人就觉得没必要体检。有些疾病的表征可能会被忽略掉，而在常规检查中能被发现，早发现、早确诊、早治疗。

（2）有效地管理自己每年的体检报告、对一些医生"建议随访"的问题及时跟进很有必要。自己对自己负责，而不是指望医生过多给予提示，也是注重健康的表现，哪怕你才 28 岁。

（3）体检机构的选择，建议选择正规的三甲医院，如果侧重影像学检查的话，可以优选影像学能力较强的医院。

（4）我这种情况确实是非常罕见的，所以不必因为我被确诊为 4 期癌症而草木皆兵，觉得"甲状腺结节""乳腺结节"等意味着癌症的前兆，还是应该科学地看待癌症这件事。

2018 年 10 月 23 日我做了全身 PET-CT[①] 来评估全身的肿瘤分布和活性情况，PET-CT 上我看起来像一棵瘦瘦的圣诞树，肿瘤全身多发，报告结论部分提示：

双侧腮腺区、颈血管旁、颈后三角、颌下、锁骨区肿大淋巴结，双侧腋窝和上臂肌肉间隙见异常肿大淋巴结；上纵隔血管旁、气管 - 腔静脉间、气管隆突下、食管旁、降主动脉前方、双肺门、双侧内乳区、膈上心周见糖代谢异常增高肿大淋巴结；右侧胸腔积液；腹腔积液；肝胃间隙、肝门区、腹膜后、肠系膜及双侧膈角后见糖代谢异常增高肿大淋巴结；肠系膜多发淋巴结；左侧肾门水平腹主动脉旁、右侧髂血管、盆壁、双侧腹股沟多发糖代谢异常增高肿大淋巴结；子宫多发高密度结节；盆腔积液；左侧坐骨致密结节……

二、治疗情况

滤泡型淋巴瘤（follicular lymphoma，FL）是一种惰性淋巴瘤，分期靠后的病人目前还不能通过化疗和放疗得到治愈，相当一部分病人会出现疾病进展或复发，通常会在初次治疗后 3~5 年发生疾病进展，随着复发次数的增多，缓解期将越来越短，难治性概率增加，导致总生存期缩短。

总体来说，我确诊时是因为有治疗指征（B 组症状，比如盗汗、积液等）所以开始治疗，而很多同亚型的病人是可以采取观察的态度来进行随访治疗的。当时确诊的系统性红斑狼疮也属于非活动期（指标上异常较多，但是没有明显临床症状，暂时没有损伤脏器）。

确诊后 3 天我开始在确诊医院血液科接受 6 次免疫化疗，每 21 天按 RCHOP 方案治疗，该方案由传统的治疗方案 CHOP(环磷酰胺 + 阿霉素 + 长春新碱 + 泼尼松)和 CD20 单抗药利妥昔单抗（美罗华）构成，在癌症治疗方案里属于毒素轻微、强度中等的方案。

2018 年 10 月 23 日开始治疗，当天中午我接受了输液港植入（一种皮下输液装置，用来保护血管），就是在胸前埋个泵连接到心脏（通过上腔静脉连接），每次输液只要用针插入泵口就可以了。这是个小手术，其疼痛理论上正常人可以

---

① PET：positron emission tomography，正电子发射计算机断层显像。PET-CT 将 PET 和 CT 有机地结合在一起，使用同一个检查床，合用一个图像工作站，同时具有 PET、CT 及将 PET 图像与 CT 图像融合等功能。

忍受，但是我太瘦了！普通人厚实的胸膛里埋个装置没什么，我就像纸皮核桃一样，薄薄肌肤下几乎没有皮下脂肪，我疼得一直看自己的手术监控器，分分钟想逃跑，心想"我走了不做了还不行吗"。半个月内我做了两处活检，缝了 9 针还没长好，又被缝了几针，内心熬煎万分。术中我盯着某处转移注意力、发散想象力，在感受自己皮肉撕扯的同时，回忆和老唐（我老公）去过的小店、站在路边聊天的夜晚，半小时于我如同万年。当我从手术室被推出来的时候，老唐提着我的粉色可爱小拖鞋问我感觉怎么样，我侧过头去让眼泪回流，撒娇地说："我跟你说疼，你肯定要讲我娇气。"突发的"大姨妈"更是放大了我的疼痛，平时还能吃布洛芬忍一忍，这次真是疼得我已经不知道身体哪里是哪里了。

回到病房等着输美罗华，由于每个人的反应不同，会先慢慢输 100 毫升看下过敏反应。而我挂小袋美罗华很快就出现过敏了，一分钟滴 5 滴，体温快速升高，我意识模糊，全身湿透，被子都盖不住了。输药要大量喝水促进药物代谢，而我下床上厕所时，风一吹就冷战发抖到无法控制，全身痉挛般发抖。医生赶紧把药停了给我打激素，不一会儿体温又升到 38.5℃，我抱着两个冰袋都仍然全身热得难受，老唐帮我脱了秋裤让汗晾干。而后我昏睡过去，继续输美罗华，隔了一小会儿我又出现头皮荨麻疹，痒得我青筋暴起几乎把头皮抓破。当时已经半夜一点钟了，我实在受不了全身奇痒无比，医生只好又停了药给我推了激素。我缓解了半小时好多了，老唐一直用酒精棉球帮我擦头皮止痒。我看得出他吓坏了，也很累，我一边身体难受一边心里又很心疼他，心想这次我一定要撑住把药坚持输完，只要睡过去就好了，就不知道发烧、不知道痒了。就这样心理暗示着，我昏睡了过去，把第一支美罗华输完，整整 7 个小时。之后我没再过敏（或者我不知道），第二支 500 毫升只用两小时就输完了，中途我还叫护士调快一点，想让老唐早点回家休息。一直到凌晨四点半，他帮我盖好被子，确认我没事后就去车里休息了。我看着他走出门的背影，一句话也说不出来，感觉只要张嘴就会哭出来，身体不适的委屈、心疼他的难过，百感交集。我一遍遍深呼吸，暗示自己说：一定要坚持，不要放弃，不要让老唐担心。

2018 年 10 月 24 日，开始第二天的化疗，7 袋化疗药输起来很快，副作用也很快出现，我的腿和脚浮肿得无法穿裤子和鞋子，像食物中毒般头晕恶心。下午办出院收拾东西的时候，我和老唐都十分焦躁，两个人互相不爽，彼此说狠话。奈何我身体就像是别人的，想上去揍老唐一拳都动不了胳膊。回到家，公公帮我

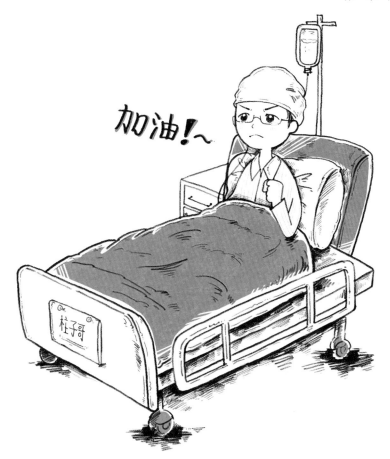

烧了菜，我已经坐不下来，但还是强迫自己吃了很多东西。发着热、强挺着洗澡、换衣服、收拾东西，上床躺了一会儿，我开始呕吐，失去时间感的头晕恶心，不停地吐，再昏睡。半夜每小时起来一次上厕所，小便都是红药水的颜色，一直到早上 7 点钟，腿上、脚上的浮肿才慢慢退去。所以医生说得对，要多喝水，而我喝水实在不够多，才浮肿成这样。

这一天是化疗周期的第一天，我用手机 APP[①] 记录下"D1"，从这一天开始吃激素，连吃 5 天。为了规律记录化疗周期中每天该干什么，尤其是吃药和验血的周期，我都会用"倒数日"这个 APP 来记录。

第一次化疗后 10 天，我的体感稍微好了些，可以坐在沙发上看电视几个小时，但同时也开始严重脱发，剃了光头后从此在家中被老唐称为"小秃仔"。

① APP：应用程序，Application 的缩写，一般指手机软件。

虽然年纪轻只有 28 岁，我还是第一时间卧倒了。激素副作用导致我开始了长期的失眠，每天浑浑噩噩、头重脚轻，口腔溃疡，除了吃饭和上厕所外我基本就是卧床躺着。化疗的当天我会全身浮肿，抱着马桶吐一整夜，一把鼻涕一把眼泪地把吐了的药再吃回去。这样经过 6 个疗程，前两个疗程大概三四天可以缓过来，在周期的第七天到第十四天会非常疲惫、全身酸痛；在第十天白细胞、单核细胞最低点验血，血象如果不好的话要打升白针，升白针引发的骨痛又进一步导致我起不来床、晚上痛得失眠。从第四个疗程开始，我的体力明显下降，激素造成的满月脸也开始显现，我躺着的时间越来越多了，在家也戴着口罩，警惕被感染。到第五疗程和第六疗程，我的体感就很差了，明显体力不支，因为缺乏锻炼，心肺功能变差，我无法大声说话、连续说话和爬楼梯，有时在家里走路会出现恍惚，眼前发黑，好像快要晕倒似的。

三、身体感受：如何体会病人的身体感受？

老公工作很忙，经常只有我一个人在卧室躺一整天的时候，这时我会听一些讲书节目。我明显感到记忆力严重衰退，于是我会听半小时停下来，总结一下刚刚那本书的主要结构，在大脑里慢慢列出一二三，形成一个结构化的导图，然后再继续听。

可是我一个人在家总归有身体难受很需要抱怨的时候，但又无法对着空房间喊这里痛那里不舒服，也不能微信上一直用文字诉说，一是文字苍白，二是健康人根本无法体会那些具体的感受。久而久之，屏幕的双方都会对"痛"和"难受"麻木，最终变成"好好休息""多喝热水"和"那我怎么办"的结果。有回应和没回应可能都不解决什么问题。

我个人的经验是，哪怕卧床，也可以通过几种方式优化自己身体不适的处境：一、适时用止痛药和安眠药缓解身体疼痛和失眠问题；二、通过冥想或者听课转移注意力让自己放松；三、如果想通过倾诉获得对方的共情与理解，不妨把自己的感受具体、逼真、形象化地表达出来，便于对方理解。

我想描述治疗中常见的 6 种感受：手麻脚麻、恶心呕吐、升白针所致骨痛、没有食欲难以下咽、气不足、疲惫感。

手麻脚麻：皮肤神经毒性导致的手麻脚麻会让手脚皮肤不敏感、不灵活，敲打键盘时手会有些不听使唤，手脚木胀感明显，好像血流不畅。

恶心呕吐：化疗时很多病人会吐得很厉害，这时强迫病人吃东西会让他们对食物产生心理阴影，严重时病人感觉像醉酒一般或天昏地暗的晕车船感，胃中食物本能且不受控制、无法压抑地像岩浆迸发般向上涌出。此时家人千万不可进行道德施压："我们辛苦给你做了饭你就不能挺着吃一点吗？"而应尽量顺应病人的感受，等他（她）缓解了再吃东西。

升白针所致骨痛：升白针可以促进白细胞升高，但是脊椎处会有明显的胀痛感，仿佛一两根细细的积木无法支撑沉重的负担，东倒西歪、危若累卵中有辐射的疼痛感，亦有腰椎被针刺的感觉，尾椎坐骨区域的明显痛感让人卧床也无法踏实，只能辗转反侧以求缓解。当然可以征询医生意见考虑吃止痛药，止痛药的作用就是让大脑告诉自己"不，你不疼"。

没有食欲难以下咽：部分病人的肿瘤可能会在胸腹腔长大从而挤压胃部空间，此时饮水进食明显会感觉食物不往下走，积食感严重，仿佛胸口有个肉袋子装满了石头，沉重、垂坠、压抑，比如我的很多病友，肝部、肺部、腹腔肿瘤明显挤压了消化道和食管，连喝水都不行，只能每天注射营养液。

气不足：久卧在床和药物损伤都可能导致心肺功能退化，讲话、起身常感气不足，有时爬几步楼梯便汗如雨下，仿佛跑了马拉松再唱歌一般，肺部像漏气的气球，一呼一吸都很累。

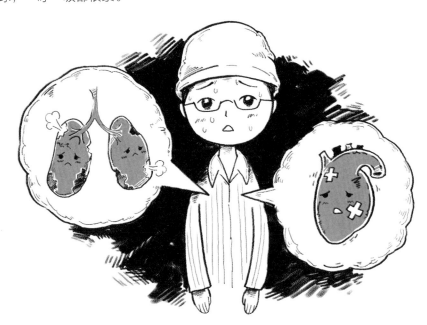

疲惫感：癌症病人的疲惫感有时无论如何休息都是无法彻底缓解的，看似卧床一天什么也没做，也无法积攒力气有精神，仿佛坠身于泥沼之中，越是挣扎越是感觉污泥沉沉附身，无论如何蹬踹向上，都被沉沉拉住，逐渐力气衰竭。

我跟老唐发微信的时候，我会很形象地打比方来描述感受，比如形容颈部淋巴结病灶反复长大反弹，我会说像"天目山四月的春笋在雨后顶开泥土冒出来"，在我去想象那酸胀感的过程中注意力就漂移到找形容词的专注上面去了。

6 个疗程中一共打了 17 次升白针，骨痛厉害时整夜流泪睡不着，我就会爬起来吃可普芬和布洛芬（分别为中度和轻度止痛药）来缓解。

事实上，"药就是研发出来对抗疾病和疼痛的"。

很多病人非理性地排斥止痛药的使用，一定程度上还是白白地苦了自己。能让自己的身体感受好一些，体感好了心情自然也会好一些，慢慢地疾病掌控感的支点还是会回到自己这里，而不是被一点痛拖着走，感觉完全失控。

四、一年来的病情变化

2018 年 12 月底第四次化疗开始之前医生为我做了中期评估，总体来说，原来的胸腔、腹盆腔积液得到吸收，几个主要的高活性病灶（尤其是腹腔里的）得到了控制，浅表残余的病灶活性和大小都分别降低和缩减，算是有效的治疗。2019 年的春节是在医院度过的，我做了第六次化疗，也相对顺利。

2019 年 3 月中旬我做了结疗评估，相对来讲，较中期变化不大，残余病灶大小和活性都还好，骨髓穿刺显示骨髓中得到了缓解。虽然 PET-CT 评分只有 3 分，并不是这个亚型里治疗效果最好的，但由于是 4 期病人，我并没有追求完全治愈，能够像压弹簧一样把肿瘤压制到一个低位，给它反弹的时间也是给我自己身体休整的时间。所幸这半年治疗期间我没有发生严重的感冒发烧等感染事件，血象情况也相对理想，系统性红斑狼疮也处于半压制状态，没有活动起来攻击我的肺部和肾脏，只需吃药控制就好。

虽然我在 6 次化疗期间就存在用药后体表病灶迅速缩小但会缓慢反弹的迹象，医生还是给我规划了为期两年的靶向药（美罗华）维持方案，每 3 个月入院检查和进行靶向药注射治疗。2019 年 5 月在我第一次靶向药维持治疗后，理论上美罗华应该还在发挥作用的期间，可是体表却开始出现可触及的较大淋巴结了。

于是我在 7 月和 8 月两个月就开始了别人早在治疗和确诊时经历的寻医之路。

我确诊时并没有经历四处奔波、多家医院就诊、多个名医问诊的经历，但是出现了非常可疑的反弹后我还是不得不多听听其他医生、其他科室的意见。毕竟我出现淋巴结反复增大、长期低热的情况无法用绝对单一的一种疾病表征来解释。

在上海看病还是难的。哪怕对于在上海生活 10 年的我来说，再怎么熟悉就医流程、了解别人的就医方法，该排队排队，该跑就要跑，检查预约还是久。我在风湿免疫科（看系统性红斑狼疮）和血液科（看淋巴瘤）间跑来跑去，似乎没有人能斩钉截铁地告诉我，究竟是什么原因引发我病灶反复增大。

而且由于我的病例特殊、罕见，淋巴瘤的一些治疗方案是否会对我的自体免疫疾病造成影响是无法评估、预测的。以至于我看了两个月后，风湿免疫科的医生对我说："如果淋巴瘤发展到一定需要你用这个药的程度，那你就先治淋巴瘤，谁也不知道吃了会怎样，那就只能试了再说。"

不同专家的不同意见还是让人困扰和沮丧的，尤其是跑了一整天只收到"庸人自扰"和"需要二线挽救化疗"这两种可能截然不同的建议时。

2019 年上海的夏天，对我来说不只是酷热，更多的是拥挤、戴着口罩上不来气、爬楼梯、下午一身虚汗以及在门诊等待几个小时。折腾一天可能只看了一个门诊或者预约了一个检查，回到家，我会瘫在沙发上不想说话。一个人的沮丧和委屈，对未来的不确定感，像夏日里去香火繁盛的寺庙里敬香，在大殿前的香炉边上，还没来得及东南西北各敬一次，已经被周围拥挤的人挤蹭得掉了灰、熏了眼。

尽管不情愿，尽管我觉得自己可能是杞人忧天，尽管其他病友老早就吓唬过我了，我还是在有确定结果之前告诉自己不要提前焦虑，哪怕占用今天 1% 的情绪成本。其间我的主治医生也宽慰过我，让我不要太担心，就每个月做一次全身 B 超观察下病灶大小变化，看是不是进展很快。

我认认真真地做了 B 超、增强 CT 检查，还整理了治疗期的 3 次 PET-CT 结果来对比不同时间点的尺寸变化。

8 月下旬我住院接受了体表病灶淋巴结活检手术，颈部的病灶在我瘦瘦的脖子上还是很明显的，整形外科的医生手术前一天用手摸了摸，说不止 4 个淋巴结融合了，要打开看具体哪个或者哪几个比较好取，不碰到血管和神经。

住院那晚又热又吵又被蚊子扰，我彻夜未眠。第二天我被推进手术室纠结了半天是局部麻醉还是全身麻醉，最后还是局部麻醉，医生在手术台上谈笑风生地给我取了 4 个淋巴结，缝了 7 针。9 月初病理报告出来提示"滤泡淋巴瘤 2 级"，我的主管医生说这既是一个好消息，又是一个坏消息。

好消息在于它不是最坏的消息，我的病理分型没有转化成高度侵袭型的弥漫大 B 淋巴瘤（因为由滤泡分型转化为弥漫大 B 淋巴瘤会更难治）；坏消息在于，我的病理分型说明我在初治很短期内没有获得好的缓解，一线治疗失守，化疗无效，我的肿瘤复发进展了（还有一种说法是前面治疗就根本没有缓解，没治好也就谈不上复发）。

虽然我从来没有期待过治愈，彻底的一次性的治愈，我也知道我的这个分型是会以 3 年左右的频率持续复发的，要一次次复发治疗。可是第一次治疗的缓解期真的太短了，短到是我见过的病例里最短的。

我听到病理结果的时候也犹疑了一下，那种犹疑感跟我刚刚知道自己确诊癌症时走出会议室的灵魂出窍感有点像，但是好像自我保护机制会及时地把灵魂拉回来塞回我的肉体。

我知道治病可能是我余生要持续做的一条任务主线。但我确实还没轻松洒脱多久，哪怕我一年前计划得多好。我还是要调整自己的指南，再去规划一下。

等到 10 月我的病情进一步进展，身体多处酸痛的时候，我继续开始奔波就医，几乎拜访了上海所有赫赫有名的血液科专家。我整理了这些就诊记录和结论，用 A3 纸打印了一大张，一共有 6 种方案，一些方案用药没有进入医疗保险名单甚至没有在国内上市，我面临着巨大的选择压力和经济压力。而且，我作为已经在外院治疗失败的病人，病例也比较特殊，个别热门医院根本没有床位接收我，而特需住院部的费用是我负担不起的。

大概一个多月的时间，我都在各大专家门诊看病，甚至连中西医结合医院都去看了，不同的声音，不同的观点。腿部的肿瘤有压迫，我基本不会再浪费体力乘坐公共交通，都是打车来回的。坐车穿过这个生活了 10 年的城市的时候，我会问自己"我也算天选之人了吧"。

五、一切并没有峰回路转

当 11 月初挂到知名血液科专家赵维笠主任的号的时候，我已经在半年时间里在全上海大多数相关的专家那儿就诊了。我一个人拿着自己用 Excel 整理汇总好的报告坐在诊室里，非常无助地跟她说："医生我真的已经看完全上海的专家了，我已经尽力了，我真的很想知道自己到底该怎么治疗，不想被血液科和风湿免疫科互相推来推去没有答案了，如果我在您这里也得不到答案，我就要一个人去北京看病了。"

赵主任也犹豫了，但还是坚定地跟我说："就算现在无法解释免疫系统异常到底是哪种疾病造成的，但是病还是要治的，不能不管。"

要知道虽然我的文章在互联网上有千万级阅读量，一年多以来很多人看过我的故事，知道我是"柱子哥"，但是我只身在上海看病的时候，没有人知道我是谁，我戴着口罩和帽子用真名看病，我在医生眼里只是非常普通的一个病人而已。

所以在拿到住院单的那一刻我真的是眼睛酸了，走出诊室特别想放声大哭。

我就是觉得，自己这一年的不容易，被体察了、被理解了、被拯救了。

就好像，你自己的内心已经地震了无数次、塌陷了无数次，虽然表现得面若平湖，依旧被对方察觉到了余震，然后愿意拉你一把。

医者仁心，我的幸运真的就是医生一念之间给我的。

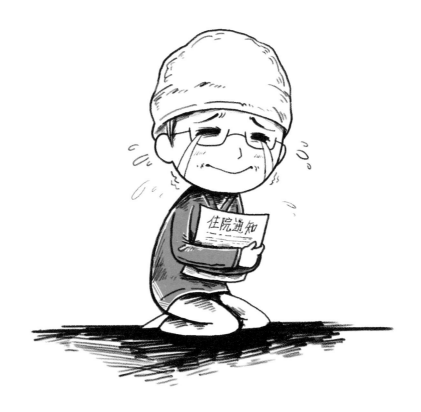

虽然瑞金医院床位很紧张，我也不是初治的病人，我还是有幸被选为"疑难杂症案例"由王振义院士出山会诊讨论。血液科和风湿免疫科都进行了非常充分的检查和学科讨论，但是关于我的疾病成因、自身免疫功能异常发病机制、系统性红斑狼疮和淋巴瘤的互相影响走向，专家们还是无法准确判断和解释，只能优先处理正在复发进展的淋巴瘤。

但是不管怎样，我有了一个可以信服的方案和方向，而这权威的结论，不至于让我继续奔波北上就医。我拿着瑞金医院的会诊结果回到自己最初的主治医生那里，当天入院治疗。

我非常诚恳（当然也挣扎了很久）地拿出我整理好的 A3 纸大小的诊疗意见汇总表，和主治医生开诚布公地交流。我当然顾虑主治医生会觉得"不信任我才去四处看""难道别的医生比我权威专业吗"，但是我的主治医生完全不是刚愎自用的人，反倒非常认真地一条条和我一起讨论别的医生的判断和意见，比照他的意见，看有哪些偏差。

最后他决定综合院士和他自己的意见，换成 R2 方案（美罗华 + 来那度胺），其中一款药物来那度胺目前还没有应用在系统性红斑狼疮病人的案例，也不知道用了会怎样，但是，总要一起摸着石头过河。

很多病友不理解我为什么看了这么多专家还是要回到最初的主治医生那里，大家还是更相信在前沿研究上更有建树、走科研路线有很多实验组在手的大专家。而我，始终觉得作为一个普通的病人（经济条件、社会资源一般），在病情复杂、疾病分型需要终生治疗、可能发生的感染和并发症需要综合医院多学科治疗的情况下，我为自己做了最优选择。

我需要的是一个一直对我负责（首诊负责制）、综合考虑我长远规划而不是阶段性解决方案、临床经验丰富、诊疗风格稳健、综合考虑全面、愿意为我操心、对我耐心的医生，我需要的是一家多学科会诊方便、常见并发症和感染（比如肺部感染）处置经验丰富、能保证我规范及时治疗的医院，综合以上考虑，我觉得我回到初治的医生和医院那里就是符合我的目标的。

我的主治医生本人也很好，确实为了我请教了很多别的学科的医生，也会在论坛上讨论我的案例，也会为我查阅文献，也不介意我四处问诊，为我考虑了生育和经济因素，我对他感激不尽。

在距离 2020 年元旦还有 14 天的时候，我已经腿痛、脖子痛半个月了，淋巴结和肿块的酸胀感若隐若现。我本来老老实实地在家躺了一周，有天下午下楼取快递走了一千多步，回到家疼痛难忍，发现腹股沟一侧淋巴结凸出来了，鹌鹑蛋一般串在一起，腿上的肿块也硬如鸡蛋一般了。

在微信上跟主治医生说了情况，在每个月全身肿瘤以 1 厘米的进展速度下淡定地过了几个月的观察期，现在终于不得不换方案开始治疗了。

兜兜转转一年多，同期治疗的病友都恢复了正常生活，回去上班的、养身体备孕的，好像只有我一无所获又回到原地，成为一个上海滩很多专家都知道的"复杂病例"。

有些唏嘘，但也庆幸，又这样活了一年呢。

第 二 章 / 确诊后要想清楚的事 /

确诊后要想清楚的事

- 思维导图7日规划

- 确诊后心路历程
  - 心理上接受生病的现实
  - 核心四问四答：
    - 1. 生病这件事是个什么问题？
    - 2. 这个问题意味着什么？从整个家庭、工作、身心角度来说，意味着什么？
    - 3. 要不要解决这个问题？解决意味着什么？·不解决意味着什么？怎么权衡要不要解决？解决需要什么？
    - 4. 如果要解决一个这样具体的、综合的、庞杂的体系性问题，是否需要拆解具体问题，分别进行应对和规划？

- 如何接受患病现实，做好心理建设？
  - 权衡治疗和放弃的成本、风险收益
  - 考虑外部风险因素
  - 需要的资源：钱、时间、精力、计划、控制力和心态

- 如何拆解具体问题，分别应对和规划？
  - 刚性部分：工作、钱、治病、比较紧迫的婚姻关系和生育权问题
  - 柔性部分：重新掌控、安慰脆弱内核、情绪管理

- 为什么要制定中长期可持续战略？
  - 抗癌对整个人生、家庭影响的余波
  - 死亡的迅疾性和失去的不可预知性

- 如何制定中长期可持续战略？
  - 回归正常生活
  - 回归正常身体状态
  - 重新考虑人生选择
  - 重建亲密关系

- 小城癌症病人初治指南
  - 明确处境、目标导向
  - 穷尽一切信息资源，越了解越从容
  - 避免走一些冤枉路

一、一个喜欢用思维导图规划一切的病人

2018年10月18日确诊之后一个星期内，我用思维导图和Excel做了7件事：

（1）10月18日确诊，用Excel整理出家里所有的保险保单和理赔方式；

（2）10月19—20日周末，开始用Excel制作家庭财务预算，了解未来两年赡养父母所需的现金支出；

（3）10月21日上班路上被叫去住院，当天在病床上用Excel做项目进度管理，事无巨细地交接了手头所有的工作，以及对同事的嘱咐；

（4）10月22日在病床上用手机版思维导图列出了遗嘱所有事项，微信上开始和父母及老公非常深入地沟通执行方式、葬身在哪里、告别仪式的场景；

（5）10月23日整理了家里4位老人所有的病历资料、保险配置、所有就医的管理资料账号密码等，放在备忘录里标记为"老公需要记住的事"；

（6）10月24日开始免疫化疗，靶向药注射严重过敏，化疗反应全身浮肿，但还是构思好了思维导图的内容；

（7）10月25日晚上出院，10月26日开始制作完整版的抗癌自救指南，做了中长期规划。

这件事被我写成了爆文[①]，甚至成了我的标签，"一个画PPT画傻了的小白领"和"一个喜欢用思维导图规划一切的病人"。

千万级阅读量代表着一种特殊的抗癌方式的出圈[②]，也触动了很大一群人的痛点：对疾病不确定性的恐惧，对癌症治疗的不了解。

---

① 爆文：网络流行词，指在网络上阅读人数很多，曝光率指数很高的文章。

② 出圈：网络流行词，意思为某人的走红的热度不仅在自己固定朋友圈中传播，而是被更多圈子外的路人所知晓。

二、爆文背后的流水账心路历程

为什么要用思维导图作为起点规划这一切呢?

因为有逻辑就是好的开始,体系化就可以缓解手足无措的焦虑。

我想讲这些文档之后的心路历程:从脑子一团糨糊、千头万绪到条分缕析规划好一切。

2018 年 10 月 17 日傍晚,我收到了病理结果——滤泡型淋巴瘤 2 级。彼时彼刻还在温州出差的我,坐在企业的会议室里,吃着麻辣香锅味的饼干和同事聊着天。然后我的大脑一下子空白了。打开"丁香医生"了解了病症的基本常识后,我擦干手去上厕所,失去时间感,好像是飘着过了 10 分钟,完,全,懵,了。

我是韩剧女主角吗?什么?真的,假的?

因为太懵了,不知道该和谁说以及该不该哭了,我回到会议室收拾好东西,和同事回酒店入住。我通过微信告知了直系领导可能会有工作安排变化,又告知了老公初步的检查结果。6 点半我回到酒店房间,出了一身虚汗,头重脚轻恍恍惚惚。没有和同事去吃饭,我躺在床上刷"大众点评"APP 查酒店附近的火锅店,转移自己的注意力,不想让自己去想这件事。大概大脑放空了半小时,衣服不知道怎么穿好了,我打车去吃德庄火锅。太恍神了,我居然被酒店旋转门夹住了,包带断了,肩膀失去疼痛感,我愣愣地站在还在旋转的半扇门里,还没来得及骂什么,玻璃就撞到脸上了,一秒钟后感觉自己就要放声大哭了,那个瞬间就觉得"什么事嘛,被旋转门胖揍一顿,生活为什么要这么对我?!"

一个人在店里点好火锅,边煮油条边想怎么办,在脑子里任由各种想法一起冒出来,像积木一样一块块堆起来,又咕咚一下倒了,再继续堆。夹着毛肚七上八下,打着拍子我想起老唐的脸,他会怎么样?我们要不现在离婚吧,我不想拖累别人的人生。将菠菜丢进白汤,看它一点点沉下去,感觉像自己的人生。勺子里的牛肉掉进红汤深处,就像父母的人生一样,28 年的期盼在终于可以实现养儿防老的一刻,失去了控制。这场景化的、具象化的情景想象,把我惊呆了,在懵的背景上,我居然在想这些事情。我的反应是:这样不行,绝对不行!

既然不行,那要怎样?

吃好饭在路边等车的时候,我想,不能这么乱了,要想办法控制局面。

我的工作习惯就是在没有思路或者所处局面繁杂的时候用思维导图整理思路,

在不明确时间线和什么时间该做什么的时候就用表格做个项目管理／交割事项表。

我紧绷着一根弦，像应对工作问题一样专业、冷静、克制、成熟地面对自己的人生变故。在懵的下一刻身体还没缓过来的时候，大脑已经弹出了安全气囊，建立了自我保护机制把我接住了。大是大非面前，最本能的反应都会把人的优缺点放大。

我回到酒店后洗漱好，下载淋巴瘤的病友社区 APP，脑子里列出明天一定要解决掉的事情：和老公谈离婚、告诉父母实情、回上海。

鉴于我奇葩的人生观，我一直坚定认为自己患绝症了是不太会接受治疗的，人都是得癌症死的，或早或晚，现在就是轮到我了，治疗后也许我会人财两空、痛苦万分，我们都会像美国电影《云图》里的侍女一样，服务期满后被集中杀死化成蛋白质。我想了一整晚，这是什么病，要不要治，值不值得治，还在老家接受放疗的父母怎么办，公司辞退我怎么办。11 点的时候我想给我妈打电话告诉她，又怕她

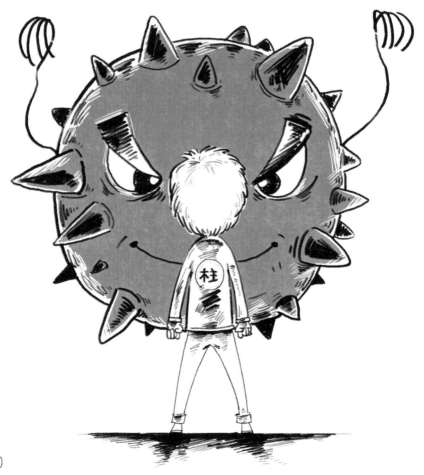

接受不了，忍住眼泪爬起来和老公打电话，安慰他不要担心，没有丝毫流露情绪。后来我把这个思考的过程整理成了"接受患病现实，做好心理建设"的部分。

10月18日早上7点半我起来洗漱化妆好，在酒店窗边的阳光里录了两个小视频，30秒时长的给父母告知情况＋安慰＋承诺保证他们的生活，10秒时长的存起来打算告诉好朋友。

下楼吃早饭的时候我开始考虑钱的问题，觉得很头大，对于"花呗"和"京东白条"怎么还都还伤脑筋的人，现在居然设想以后的三线治疗方案是自己相对了解的CAR-T^①了。我很谨慎地开始规划可筹资金。

早饭时同事碰头，他说我脸白得不行，是不是不舒服，我有那么一瞬间想告诉他我生病了，欲言又止，回房间处理了一小时工作，和同事一起坐火车去台州出差。上午忙完工作我们去吃了海鲜排档，路途有点远，我一边处理工作，一边把病情告知了我需要寻求帮助的同事，他帮我查了一些国内外学术资料。下午从台州回上海，路上我有点伤感地跟同事说，以后这个项目会由其他同事和他一起做。

4个小时的火车上，我开始整理所有保险，整理保单核心信息、刷APP看能不能在线理赔，做好表格发给老公。内容包括保险公司、联系方式、投保时间、保障范围、理赔方式、资料清单准备等，让老公同步在医院帮我取病理报告、复印病历。做完表格我大概知道了自己可获得的治病经费区间，心里稍微平静了一点。我的想法是，一定要把信息完善，我不在了他也能够独自搞懂。傍晚到上海，从虹桥火车站打车去医院，路上一直听司机讲这家医院如何救了他们家两条命，以及如何花钱如流水。老唐在医学院路门诊大楼路口等我，我拎着两个包下车时都快虚脱了。

我坐在医院旁边的罗森店里，加热了炒年糕和丸子吃，隔着窗户，看着老唐抽着烟背对着我的背影，心疼得差点哭了，因为太心疼他了所以忍住没哭。我想到他和我在一起的这些年都没有过过好日子，我是学生妹的时候他手把手教我，我工作了他帮我照顾家里父母；两个人到了婚后五年的时候，把离婚挂在嘴边，从前说不出口的伤人话都变得随随便便了，现如今又要将他带入这样的局面。想

---

① CAR-T疗法：嵌合抗原受体T细胞免疫疗法，英文全称chimeric antigen receptor T-Cell immunotherapy。这是一种治疗肿瘤的新型精准靶向疗法，近几年通过优化改良在临床肿瘤治疗上取得很好的效果，是一种非常有前景的，能够精准、快速、高效、且有可能治愈癌症的新型肿瘤免疫治疗方法。

到如果我不在了，他快 40 岁了回到相亲市场，孑然一身面对别人的定价和挑拣，也再难有人像我能容忍他的脾气，真是越想越难过，咽一口食物吞一百滴眼泪，心口痛得像是被揉碎了。

之后的事实证明，一个女人因为心疼老公可以硬核^① 到不行。

开车回家的路上我们推心置腹地说了些体己话。老唐不同意离婚，接受以后没有孩子。简单的结论和决策后面，我们以成年人的方式，抛开感情，讲清楚了现有的选择和利弊。一个小时的车程里，我谈及过往种种，谈及父母老无所依，实在忍不住失声痛哭，老唐强忍哽咽，和我说："只要人活着，就还有办法。"我们没有拥抱痛哭，也没有相互握手，他也没有承诺爱我表露真心，我们就像平时冷言冷语吵架一样，冷静地分析了局面和解决办法。大概人和人之间最深的羁绊就是这样冷静和简明吧，他从没说过爱我，却一定要与我共担生死。

回到家，我收拾东西，他告知公婆我的情况。我开始整理好情绪，慢慢思考下面几个问题：

（1）生病这件事是个什么问题？

（2）这个问题意味着什么？从整个家庭、我的工作、我的身心角度来说，意味着什么？

（3）要不要解决这个问题？解决意味着什么？不解决意味着什么？怎么权衡要不要解决？解决需要什么？

如果说要解决一个这样具体的、综合的、庞杂的系统性问题，我是不是需要拆解具体问题，分别做应对和规划？

我想清楚了解决具体问题的基本原则：

（1）做足够多的调查研究，普通人靠信息优势可以战胜部分不必要的恐惧，越了解越坦然；

（2）事情是在发展中变化的，不要低估自己的能力。

10 月 19 日周五我正常去上班，抑制住胡思乱想，一边处理工作一边准备保险赔付、联系公司人力资源部门、联系保险公司。鉴于这次生病真的太突然了，以及我实在是个过分贫穷的金融民工（这是重点），缺钱几乎打败了我。

---

① 硬核：网络流行词，译自英语 "hardcore"，原指一种力量感强、节奏激烈的说唱音乐风格。后来引申指 "面向核心受众，有一定难度和欣赏门槛的事物"。近年来，其含义进一步引申，人们常用 "硬核" 形容人 "很厉害、很彪悍、很刚硬"。

我了解了一下，滤泡淋巴瘤治疗基本是参照指南标准化方案，一线治疗用自费低配节省方案的话 10 万元左右可以搞定（我没用脂质体），二线治疗配合进口药、自费药月度花费就上 4 万元，如果发生转化和短期复发，需要尝试美国已上市的一些 BTK[①] 抑制剂或者 PI3K[②] 通路抑制剂，一次 5 万元，一个月 15 万元打底的话，两年内经济压力会非常大。

了解了疾病治疗的几种可能情况和发展必经路径后，我决定去没那么热门的医院，用最节省的一线治疗方案，如果真的转化成高度侵袭性弥漫大 B 淋巴瘤的话，标准方案都失效就争取去其他的药物临床试验组做"小白鼠"搏一下机会，没得选择就保守维持治疗，先活过两年再说（当然后来我了解更多信息后，觉得自己可以争取更长的生存期）。

考虑治疗，就要考虑治疗地点，上海的瑞金医院、肿瘤医院、东方医院、新华医院、第一人民医院无疑是热门之选，但是离家都太远了，公婆照顾我不方便，老唐接送我也辛苦，何况我的病会需要长期的投入，所以一定要方便、可持续、相对熟悉，于是我决定再去我确诊的综合医院。后来证明我对医院的选择是很正确的，一方面，我身上同时存在两种疾病，分开治疗的话可能会有资料不联通、医生长期管理不便的问题；另一方面，一旦治疗中发生感染、后续的综合问题，显然综合性医院的多学科优势更强，好好跟着自己的主治医生，当作长期的慢性病治疗，对医生管理我、我自己持续管理自己的病情，都有很大益处。

刷完病友社区所有的文章和问答后，我觉得我需要给自己做最重要的心理建设：失去头发。

头发是我人生中比工作还重要的东西，甚至是我感到自己在控制生活的唯一要素，每周二、周四、周日晚上 8 点雷打不动地去店里吹个好看的大波浪是我记住日期和周几的方式。九年如一日爱护的及腰长发简直是我整个的青春，而我即将用的方案必然会掉光头发，这个打击程度比可能失去生命更让我惊恐。微信上我约了姐妹周末美甲和洗头，再去五角场（杨浦区的商圈）试试假发。

悲伤的我食不下咽。然而老唐凶我说："头发重要命重要？"

周末在家，公婆和老公都在，我的情绪已经像吃剩菜一样默默消解了。我还

---

① BTK：一种胞浆蛋白。

② P13K：一种胞内磷脂酰肌醇激酶。

是很拎得清①的，以后还要大大地麻烦婆家照顾我，千万不要发脾气，毕竟生病是我自己的事情，谁也不亏欠我，不能让别人围着自己转。

周日我和姐妹在商场美甲、配了新眼镜，在五角场的假发店里尝试了所有自己想尝试的发型后，惊奇地发现一款短发非常适合我，一秒钟变成学生妹。心里没那么难过了，我决定真的剃光头那天就来买这顶假发。

晚上我在雨中回家，有点伤感，没有带伞，真是大头在雨中无从依靠啊。想到父母心里更难过了，我爸爸是直肠癌 4 期病人，这几年我作为家里的顶梁柱陪爸爸度过了漫长的治疗期，也让家人在五线城市的生活有所保障，让他们有安全感、感到老有所依。我还承诺了过年回去带他们出去玩，86 岁的奶奶还等着明年五一来上海看我，而这一切，可能都无法兑现了。这件事是至今为止我最难过的事情了。一直以来都是为了给父母好生活和体面养老而活着的贫民窟女孩，刚刚在上海安定下来，还什么都没有做，就不能完成本来既定的使命了。

哪怕我只是个有意识的机器人，也是《西部世界》②里为了找到女儿留下来的梅芙，这条故事线是我生命的原生的驱动和内核。

让父母接受这样处境的我，其实很难，话都说不出口，甚至还没开口情绪就要崩溃了。好在，我有中老年之友老公。胖胖的老唐，在视频里，一副有担当的样子，深入浅出（主要是避重就轻）地向父母讲了我的情况，表示会在上海好好照顾我，让我父母宽心。我在他身后，隔着宽厚的脊背看到手机里父母小小的脸，感觉自己再假装硬核，也有认怂的时候。

为了安置好父母的生活，我做了下年度财务预算，规划了他们生活的支出，觉得自己可以负担，心里就踏实了一点。

周末的时候我把就医、工作交接、筹钱、向家里交代等事情考虑清楚了，就等下周一件件处理。

三、如何"接受患病现实，做好心理建设"？

生病是个什么问题呢？

生病之于我，是毫无准备地罹患恶性肿瘤，身体条件骤变，预期生命和生活

---

① 拎得清：吴语常用词，本义为理解、弄得清时势，知道该做什么不该做什么。
② 《西部世界》：美国科幻类连续剧。

发生重大不可抗力。

这个问题于我的家庭意味着：父母在老家的生活、医疗和养老失去保障；我们夫妻的生育计划被打断，公婆家将如何接受这种突发情况尚未可知；我和老唐的婚姻处于平淡期，是否让伴侣一起面对以及如何应对；我们自己的小家还房贷的经济来源是否受影响。

这个问题于我的工作意味着：工作还能不能保住；现在的工作如何交接，如何保留自己的职位；以后还能不能继续正常工作，能否胜任同一个岗位。

这个问题于我自身意味着：身体层面，体力肯定会变差，遭受治疗的病痛、失去头发，还要经受常规的化疗副作用和可能的感染；心理层面，疾病肯定会导致我打破既定的人生轨迹、失去控制感，从家庭顶梁柱变成需要被照顾的病人角色，与同龄的同学同事人生错开、进入不同的故事线；面对未知的未来，不知道能活多久，害怕不能完成既定使命，不能给父母公婆养老送终，不能生儿育女，剩老公一人，更别提自己本来的职业追求是上海滩知名投资人。

当我预期到患病给我造成的各方面影响的时候，我问自己：拿出勇气去解决，还是直接瘫倒顺其自然？

拿出勇气去解决意味着什么呢？

意味着：

- 也许事态可控，可以延长生存期，可以照顾父母、陪伴家人更久一些；
- 也许治疗乐观，可以缓解身体痛苦，像正常人一样生活；
- 不把烂摊子留给别人；
- 老公不会中年丧妻、人财两空；
- 从其他方面探索自己的人生价值，而不是单纯地依靠本来的职业。

积极地、科学地解决面临的问题也许可以争取到一些主动权和更加乐观可控的预期。

那直接瘫倒顺其自然意味着什么呢？

意味着：

- 父母老无所依，中断治疗，突然老年丧女，生活彻底失去依靠；
- 自己的人生还没为自己活过，一直以一个焦虑型人格生活，诸多自由没有体验过；
- 身边的朋友受很大冲击，诸多恩情无法报偿；

- 老公只身一人回到婚恋市场，面对年迈的父母和沉重的房贷；
- 没有任何控制感，没有任何复盘和调整的机会。

也就是说瘫倒式被动迎接疾病死亡的话，人生可能仅剩悲观的预期。

我的股权投资经理的工作经历告诉我，任何项目的预测都有一个标准的环节：盈利预测。

这个盈利预测部分会根据"乐观、中观、悲观"的假设条件对企业的盈利和投资的收益进行预测。

那么解决和不解决在分别朝向乐观和悲观的预期时，就要像做投资决策一样，分析风险和收益，权衡要不要解决问题，以及如何去量化自己的投资收益。

先分析一下解决问题的成本有哪些：财务成本（治病费用和收入补偿加和）、时间成本（我自己有多少时间和家人需要调配的时间）、精力成本（我自己是病人需要休息或者被照顾到什么程度、家人需要照顾到我什么程度）和关系成本（所有的关系都涉及重塑，后文会着重讲）。

再匡算解决问题的收益。虽然每个人的职业、收入预期和量化方式不同，但总体上我是从这几个方面来考虑的：生存期的预期收入如何？缓解问题的价值体现在哪些方面？能够降低哪些方面的损失？更好的准备是不是也意味着更精细化的成本降低（后文会详述）？

除了单纯的成本和收益测算外，也要考虑有外在的变量风险因素，于我个人而言，我知道有很多事情不是主观能动性可以力挽狂澜的，意志也是有局限性的；生病不只是一个人的事情，整个家庭都是承受方，我的岗位工作安排也影响到其他人，我和我的所有核心社会关系也都是第一次共同经历这样的变化，所以总归要有这些变量因素的心理准备：

- 有心无力，身体耐受差；
- 事与愿违，多米诺效应；
- 关系的把握和可控程度；
- 心理预期偏差。

有了这些心理准备和风险收益的考量之后，就是攒资源、盘算自己手里有什么资源，还需要什么资源。毫无疑问，要考虑：钱、时间、精力、计划、控制力，最后也是最重要的，心态不崩。

在彻底想清楚这部分关于"接受"和"准备"的内容后，才是把一个具体的问题进行拆解。人在大问题、大项目面前的困惑、手足无措都可以在抓到问题实质、理清楚框架之后，针对要点问题分门别类地拆成具体的小问题来尝试逐一击破。

四、如何拆解具体问题，分别应对和规划？

如果说大病可能把一个人甚至一个家庭拖入泥潭，那么我想做的不仅是让别人对怎么在泥潭里扑腾呼救形成经验，更重要的是逃出泥潭的思路。

毕竟，承受变故能做的最多是"塞翁失马，焉知非福"，而把变故当成机遇才是"柳暗花明又一村"。

在拆解具体问题的过程中，首先要把解决刚性部分的问题列上日程，什么是刚性问题呢？首先就是工作、钱、治病、比较紧迫的婚姻关系和生育权问题。

对于我的工作，我当时最担心的就是因为突然生病失去工作，失去工作意味着我再带病求职会因为背景调查而被剥夺机会、失去基本的"五险一金"和预期收入，等等。所以我的思路是，尽一切可能优先保住当前工作。

（1）做一个负责的人，不因为生病而不管不顾地躺倒，做好工作交接，帮助后面的人尽快适应，给所有相关方留个好印象；

（2）将处境告知直系领导，小范围相关同事，先挣一分同情分，制作工作交接计划表（尽可能详尽），不给别人增加不必要的麻烦和沟通成本；

（3）为了以后和谐的同部门关系，不给人留烂摊子，尽可能指导接手同事，表示感激；

（4）从大处着想，服从公司安排，了解医疗期和大病安排，取得领导的支持。

虽然后续的职场关系维系不可能一时半刻做好，但是一开始要有个对公司、对领导、对同事相对"柔和"的态度，纵使生病离岗天经地义，但总归是给他人造成了麻烦，职场人的边界感不会因为自身境遇变化凭空消失。

关于财务方面，我在确诊之初确定的总体目标是"做好财务准备，不被财务毒性拖垮"，具体而言，要先算眼前的账，再筹未来的钱：

（1）争取外部财务支持：先了解医疗期收入计算方式，假如我休病假半年，我预期多少收入，每个月能覆盖多少固定支出；可以申请获得的补贴／补偿／报销情况如何；有没有外部的债权可以收回。

（2）制定中长期（1~2 年）财务规划：如果说大病治疗需要 1 年以上，那么有必要做更长期的规划，好在我一直有记账的习惯，根据既往记账情况，匡算必需／刚需的日常月度预算和年度现金流需求。对于整个医疗期的治疗费用支出，我是单独记账的，在了解其他病友在同地区、同病种的医疗费用后，我梳理一线治疗方案全疗程的自费成本和可能应用二线治疗方案的成本，要做出决策是低配治疗还是高配治疗。除此之外，不要不在乎小钱，实现一点小的现金回流可以加强流动性，比如出清不常穿的衣服和东西，在"闲鱼"上转卖；考虑兼职方式等。

治病方面，对于当时已经出现 B 组症状（有发热，胸腔、腹腔、盆腔积液）的我来说，及时就医很重要。就诊时间紧急，同时在没有像其他病友一样到处看名医的情况下，我就一个态度，如果不能全抓在手里，那么优选重要的事情：及时、相信眼前的。不能亲力亲为跑那么多医院、看那么多专家门诊，那么"兼听则明"，研究医院、医生、常规治疗方案，进入病友社区了解实际情况，把碎片化的信息整合成结论和有指导意义的参照，选取对自己有用的做参考；既然已经入院，就相信自己的医生，不去质疑他或者将他与其他专家作对比。于我来说，信任的成本远低于不信任的成本，我的主治医生是要为我负责的，我不相信他于我没有任何好处，降低彼此信任的话，受害的还是自己。

刚性部分的最后一个问题就是"我们是命运共同体"，核心的亲密关系、一起承受当前变故的人要知晓接下来可能发生的事情，那我作为队长才可能更好地安排和调配。

我需要做以下几件事：

（1）做好关系管理，是否离婚、是否冻卵：虽然我和老公推心置腹交换过意见，但是我很清楚这是一件长期动态变化的事情。医生找老公谈话提及"冻卵"和"卵巢保护针"的问题，但是老公跟我转述的时候疏忽了"卵巢保护针"的事项，造成了我后来完整健康保留生育权的隐忧和不必要的困扰。

（2）录小视频告知父母情况，避重就轻，承诺保证他们的生活：解决父母最核心的担忧，减少不必要的影响，在后文会继续讲如何调整和父母的关系。

（3）如实告知公婆情况和可能影响的方面：我当时和公婆生活在一个屋檐下，虽然有一定感情基础，但是毕竟在一些事情上，立场还是不同的，比如经济责任的分担、生育期待，甚至是遗产分割，我们之间存在潜在的利益冲突点，还是说清楚比较好。我很坦诚地把治疗涉及的风险、对他们可能造成的影响一五一十地列出，我公公没有任何抱怨，表示"要先好好治疗"，后来他一直是这个态度，在

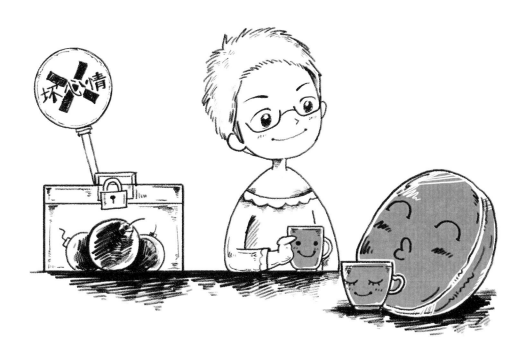

上海为我烧饭照顾我生活，他觉得我一年来一直积极乐观、没有哭天抢地放弃生命、没有让家里鸡飞狗跳是很好的事情，他为此付出也觉得是有成就感的。我婆婆虽然当即表达了对不能生育的不满，后面也表露了很多次，但我没有因此跟她有任何冲突。道理很简单，站在他们的立场上做到这份上已经是仁至义尽了，不能像期待父母一般期待他们完全从我的角度出发，所以我对公婆也全是感激。

刚性问题是显而易见的迫切和重要的问题，但是外壳再硬，也会有一部分柔软被呵护其中，不能忽略。我就像个雨天缓慢爬过草丛的蜗牛，我知道柔软的身体可以躲到壳里去，但还是要露出柔软的身体和触角向前走和进食。看似柔软的部分，其实是最坚硬、支撑住人的核心。

如果人生不发生什么大的变故，我和很多人一样，就是用 A 面的自己来过人生，如同靠着惯性在溜冰场里滑冰，背着手倾着身子，在固定的单曲循环里循环自己。虽然我也曾察觉其实有个与精干的 A 面完全相反的 B 面躲在阴影里，那部分自己非常渴望爱和安全感，但是这部分自己被压缩、隐藏、克制得太好了，以至于如果这次大病不把我击倒我是看不到它、感受不到它的。

在我开始规划这一切的瞬间，我知道，疾病变故对人的打击在心理层面可能重于身体层面，不能再忽视这部分。我当时也很清楚地知道我长期的稳定情绪是建立在"控制感"之上的，很多习惯和惯性就是对生活的掌控和维稳，那个 B 面的自己其实有"脆弱内核"，也要警惕情绪处理不当成为一个抱着炸弹让自己和他人都处在危险中的人。

那么这柔性部分的问题就分为以下 3 点：

（1）在失控生活里逐步重新建立规律、控制感，心态维稳：我希望自己保留部分本来生活的习惯和规律，不要完全自暴自弃失去节奏，比如继续每个月固定时间的美甲美睫、每周订花；建立新的目标和计划，尝试一些新的事物，好好利用自己病假时间；收入缩减和花费增加的时候更要精细化记账（尤其是医疗费用要单独记账）；在家工作没有固定的生物钟和高效的自律性，难免散漫，可以用"番茄时间法"管理任务、提高注意力集中度。

（2）获取家人、同事、朋友的帮助，安慰好脆弱内核：不好的事情既然已经发生了，不去追责是谁／什么导致了自己生病，也不自怨自艾；对亲近的朋友、同学礼尚往来，不过分传递崩溃情绪，保留寻求帮助的通道，在我看来，这是成年人的基本边界感。

（3）不制造多余的担心，不给别人添更多的麻烦，安抚家人朋友，管理自己的情绪：在病假期体力尚可的情况下不要全职养病，有事做，找事做，不过分放大身体感受，不追究人情冷暖，不把既往人情往来的缺席当作义务和道德亏欠去追究；科学了解治疗副作用和身体反应，有准备地应对和适应。最后，我希望自己始终记得这两句心理暗示，"虽然我生病了，但不是所有人该围着我转"和"虽然我很痛苦难过，但是医生说这是正常的，会好的"。

短期治疗，比如半年到一年的周期里，对于年轻病人提前享受下散漫的退休般的休养时间没什么。可是如果长期来看，还是要有中长期可持续的规划，因为哪怕不想承认，对于很多年轻癌症病人而言，"生病"就是一件会终生影响很多方面的事件、事实、状态。

五、为什么要制定中长期可持续战略？

我在制定思维导图规划的时候，想到的不仅是预期自己会遇到的治疗中的短期问题，更是取材于我父母多年的抗癌经历。我知道癌症的余波对一个家庭、一个人的人生会造成什么影响。疾病所隐含的"死亡的迅疾性"和"不可知的失去"

会让病人本人和身边核心的亲密关系产生极大的向心力，可是随着时间的流逝、疾病的好转，巅峰时的剧烈情感和不舍昼夜般的在意陪伴都会递减，无论是至爱还是亲友。

我本科的室友、好朋友，是我身边第一个年轻的癌症病人，26岁时她被确诊卵巢癌。刚开始我未见到她时，觉得癌症离自己很远，而当亲眼见到她因治疗而衰弱和浮肿，病情不断恶化，这给我造成了巨大的冲击。她和我在同一个城市，相距不过3公里，但毕业后却见的很少。2019年3月的时候，她突然严重心肺衰竭，甚至到了需要肺部移植的程度，有个午后她发消息跟我说"我可能挺不过去了"，我边大哭边慌乱地跑到急诊，连去了几天。她向我交代后事，告诉我支付宝密码、手机密码。那个时候，真的是，悲恸和不舍像汛期洪峰马上冲垮水库，蓄水位在最高点，我只要一想到她眼泪就止不住。在我第六次化疗的时候还冒着感染的风险守在她床边。

她在自己体感最差、高烧、心衰严重、没有病床收住的那天，说"想见下本科的几个在上海的同学"。很快动漫圈的朋友、在上海的同班同学都来看她。我们都为她转发呼吁肺源的事情，在校友圈、同学的朋友圈、微博转发，几个渠道都试过了。作为一个肿瘤病人，她没有移植的资格。此外她在3年的恢复、治疗、反复中，最终精疲力竭，年近70岁的父母也疲惫不堪。最终她决定转入一家护理院，等死。我们当时为了关心鼓励她、筹措医疗资源而建立的小群，慢慢地没了声响，除了几个真正要好的朋友还去看她外，没什么人再去看她了。不到一个月的时间，我们紧张的心弦也松弛了下来。

在她最紧迫的那几天里，我们体会到了手足无措的失去感。可是那种"狼来了"的失去感，在后面的时间里被冲淡了。时隔半年，当时几乎被宣告死亡的她还用着衰竭的心脏和肺，在护理院里生活着。很多人都渐渐忘了。

我非常理解她、爱她，但那种注定的失去感和向心力还是松了、淡了。哪怕我自己也是个晚期癌症病人，哪怕我比任何人都能与她共情这些经历，我还是很悲伤地发现，有些时候，我都淡了。

我曾那么深刻地体会过她的将死感。在某个从她急诊病房出来的时候，我想说点什么鼓励的话，但一个字都没说出来。

我最后一次去看她的时候，一直在安慰她，以一种说不出"加油""坚强点"和"你别胡思乱想"的方式。

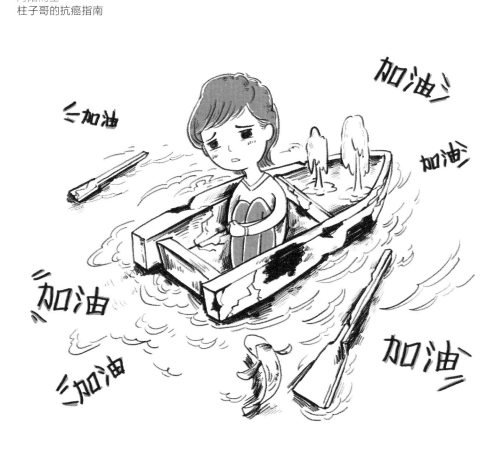

你们知道在病床上等待死亡是什么感觉吗？

就是独自在汪洋大海坐在沉船之上，饥饿、疼痛、衰竭，不会游泳，路过的鱼都跟她说："加油，没事的，会有人来救你的。"

而船里一直在灌水，残阳浸入暗夜，她已经没有眼泪。

有一天梦里，我梦到我们两个人还是住在一个寝室准备第二天的考试，彻夜没睡心慌不适，忐忑、纠结、恐惧、心悸的感觉纷杂。我们被瓢泼大雨淋了，两个人脚上负伤、破衣烂衫地拖着挂不住脚趾的人字拖，脚很痛，在泥泞里蹒跚前行。突然她停下对我说："我的牙坏了！"我定住看着她，她用一根金属牙线从口中猛地拉出一串烂掉的牙齿，我下意识地往后躲闪，一线腥味的陈血还是溅在了我灰白色上衣的胸口，再抬头，只看见她白骨般的口腔牙槽里缺了两颗牙。醒来我悲伤得不能自已。

故意压抑和控制了很久的、真实的悲伤情绪像挖空了的矿山，轰地一下，崩塌了。

我其实真的非常悲伤和无助。而这份情绪，除了她，没有人可以共情。收到再多关心和帮助，都不及她曾来家里看我时说："人和人的共情是很难做到的，这种孤独只有你自己学会承受。"

可是梦里面，我们就那样在泥泞中一起走，"我的牙坏了"，我只是定住看着她，什么都说不出来。

在她搬到护理院之后，我再不去看她，只是在微博上互动，像从前一样。

心里那根弦，松了，却不能像放风筝一样放走，那种感觉是时时刻刻地牵在手里，怕线挂在树上，怕风大吹走它，怕它和别的风筝纠缠，一直抬头看，脖颈儿酸痛，眼泪通通回流。

这样说很残酷，虽然我在生病的瞬间就知道要独自进入阴冷的地窖般的迷宫，但是她的事情，更让我知道，既然余生要走这样的路，不妨一开始就有个正确的心理预期。

六、如何制定中长期可持续战略？

在某些人生痛点和心理软肋场域里，某种程度上我们都是一类恐惧的斯德哥尔摩综合征病人。

比如陷入过去、害怕未知、失去价值感的迷失。

我在确诊那个时点，想到的中长期假设是：假如我治疗顺利，不小心活两年以上该怎么规划人生？

在这个假设前提下，最重要的 4 个支点是：回归正常生活、回归正常身体状态、做出人生选择和重建亲密关系。就像打麻将一样，我知道牌局的无数种可能性，但是要有个最基本的麻将桌的支撑，才能开始打。

关于回归正常生活，我更想强调的是一种舒适的、接纳自己的、不作为病人身份的生活状态，重点考虑以下 3 点：

（1）不能工作的话，有什么事可以让每天稍微有点目标感，像海上一条长长的浮标，每个小浮标就是每天的目标，让人有所期待。

（2）要做些力所能及的取悦自己的事情，重建满足感，不要吝惜用小的成本维系和刺激自己的好心情。取悦自己是一件很重要的事情，哪怕是别人看起来不必要的仪式感，自己觉得开心就好。我自己的话，明明是枯燥重复的每一天，都会坚持录小视频、给每顿化疗饮食拍照、彻底在微博放飞自我、订花、每个月固定时间美甲美睫、每晚固定时间踩慢跑机看剧，等等。

（3）坚持部分本来生活里的控制感。我很清楚自己是个曾靠控制感支撑的人，我知道这不对，但是一定要慢慢抽去、慢慢替代，而不是一下子釜底抽薪，有些事情还是可以继续坚持去做，直到有一天，那个蜕皮的自己可以长出新的皮肤、适应新的环境。

有了这样的目标感、满足感和控制感之后，内心才有根基，才能让自己不断适应正常生活的节奏，自然地衔接新生活。

关于回归正常身体状态，我非常清楚体感其实是非常影响心情的，无数不适的、痛的、难受的瞬间都会如黑洞般把自己身上甚至别人身上的热情、正能量吸收进去，整个人也成为只被身体感受支配的僵尸。虽然大家在恢复期有不同的锻炼方式，身体感受也千差万别，但是有几点是共通的：

（1）遵医嘱，关注身体的感觉，不做体力勉强、强度太大的运动；

（2）坚持好好吃饭，而不是偏执性地忌口、看朋友圈伪科学定菜谱；

（3）适当散步，对于化疗后心肺功能恢复还是有意义的；

（4）多和病友沟通，了解、记录自己身体的变化。

除此之外，中长期战略的最重要一块其实是想清楚：处境不同，人生选择也流动变化，要不要新开一条故事线？

在我确诊的时候，了解到其他病友的人生变化的时候，我确实看到了很多停滞、下坡的状态，我知道自己也许没有足够能力在这段"如临深渊"的人生中做孤独的攀岩者，一直往上走甚至比以前的人生更上一层楼，但是我一直在给自己心理暗示，积极探索以下几件事：

（1）脱离本来的生活轨迹也不要害怕。虽然 28 岁以前的人生是陀螺，只要被惯性、被随大流的鞭子抽一下就能一直没有自我旋转不停，可是，我也希望自己接受，也许我可以不做陀螺，做个嘎拉哈 ① ？如果说人生总要面对变化和失去，为什么不是今天？尤记得东野圭吾在《白夜行》中写道：曾经拥有的东西被夺走，不代表就会回到原来没有那种东西的时候。

---

① 嘎拉哈：一种流传在中国东北的传统游戏道具，由猪、羊等动物后腿中间连接大腿骨的那块骨头做成。

（2）虽然在死亡线上插队了，医生还是愿意拉我一把，那我就当提前退休一阵子。在上海求学、工作的 10 年我几乎都没有大块的休息时间，每年可怜的几天年假也用得紧巴巴，现在索性当作休息一年，同事经常安慰我"就当休产假了"。我有个 40 岁左右的病友，他总跟我说同一类话，总结起来就是"不能治愈是心结，我们要是能治愈活到 70 岁就好了"，我跟他说："活到 70 岁你还会有 70 岁的不甘心，除了真心求死的人外，其他普通人，哪怕苦点累点也都是舍不得当下的。毕竟一睡不醒，是真的失去所有可能性了。"

（3）我不是只有做金融民工一个选择。从前全职上班的时候，自己的时间太紧，休息时间就想放轻松，甚至也没有什么爱好，看看书看看剧，自己设计衣服挑面料算是不错了，终于因为生病换来的空窗期其实可能是人生中唯一一段不用循规蹈矩、不用东拼西凑时间、不用排队、不用优先让位工作的时间。很多从前想做的事情，都可以戒掉借口，尽情尝试了。一年真的可以做很多事情，无论是认识新人接触新事物，还是形成新的习惯，去新的城市，都是可能的。哪怕体感不好，困于医院，但凡思绪还正常，病床上也仍可以读书看剧，做不到完全放空的话就会胡思乱想。在更差的境遇里，合理化自己的选择；在没有其他选择的情况下，最后的选择就是最好的选择。

（4）看看自己是不是还有其他擅长的事情可以做？生病这件事也是一块磨刀石，磨出一个人的本色材质——钢材越磨越锋利，木材削尖落木屑。人在困境中被激发出的潜能有可能完全跳脱原本的认知体系。比如我自己，我在金融行业工作，写专业报告也是磨炼了几年才有起色，可读性很差，后来写公众号和其他新媒体文章时我才发现，不同题材下每个人的写作能力的优缺点是被不同程度放大的。那么对于谋生技能，也许我还有未知的可以变现养活自己的点？

关于中长期战略里的"重建亲密关系"部分，我会在第四章用很大的篇幅来讲，但是在确诊初期我规划的思维导图中，比较迫切的是对核心亲密关系的交代和安抚，我做了几件事：

（1）及时分享自己的近况和好的状态，不让父母担心，也不要让他们因为不能照顾我而内疚。虽然 10 年没有和父母生活在一起，每年聚少离多，但是父母总归心疼子女，不能贴身照顾、把女儿托付给亲家，心里万般滋味里也多是内疚、心痛。所以，哪怕我不能全部给予安慰，也希望能够慢慢疏解他们的情绪，帮他们接受现实。

（2）对照顾自己的公婆表示感谢，适当表达一些病中护理的需求和生活注意事项。要知道，虽然是在一个屋檐下一起生活多年的人，生活习惯、卫生习惯、饮食习惯甚至对医学的认知都是差异巨大的。于我来讲，血液疾病在治疗期间的血象很差，白细胞水平低导致的易感染风险是不容忽视的，剩饭剩菜、未经消毒的餐具、感冒、不通风的空气都会给我造成极大的风险。可是生病又不是可以强行科普、强制要求别人理解的事情，只能用"一边嘴甜感谢，一边提要求"的方式温和沟通。

（3）对老公表达感激，讲出内心感动的细节和心理需求、心理变化。不知道别的伴侣是怎样的，我倾向于把老公当成战友而不是依靠，两个人是基于契约关系的合作伙伴而不是无条件兜底的血缘至亲。大多数人都是需要正向激励的，如果以病人的身份要挟对方超出关系范围的付出和忍耐是不可持续的，所以我还是很警惕夫妻的边界感，哪怕是夫妻，也是两个独立的个体，利益共同体之上还是有各自人生的个人。我不指望对方作为一个健康人完全给予我共情，相反，我把他当作一个挚友，只是相比其他的好朋友多了些陪伴和亲眼见证的经验。如果对对方有期待、有要求，那么不妨分享自己的需求和心理变化，用感激代替抱怨，"拉拢"好过"推远"的沟通方式。

后文的一切，甚至中长期的一切计划细节执行，都要首先有这 4 点支撑：回归正常生活、回归正常身体状态、做出人生选择和重建亲密关系。调子定了，再根据每个人具体的情况推进。

七、小城新病人异地就医思路

虽然本书在各章中都有结构化呈现抗癌的实际建议，但是本节还是专门为像我父母一样的小城癌症病人总结了精练版的异地就医思路（思维导图附后）。

小城与一线城市相比，医疗资源分布、医生经验、治疗环境、病友社群、疾病认知、熟人社会边界感等维度都不太一样。我根据自己的实际经验和从小城外出求医的案例总结了几条建议：一旦确诊癌症，首先要明确自己的处境，不要轻言放弃，也不要道听途说觉得自己没救了，悲观预设自己的处境，可以积极寻求优质的医疗资源，在一些决策上可以通过互联网医疗、异地就医等方式辅助优化，

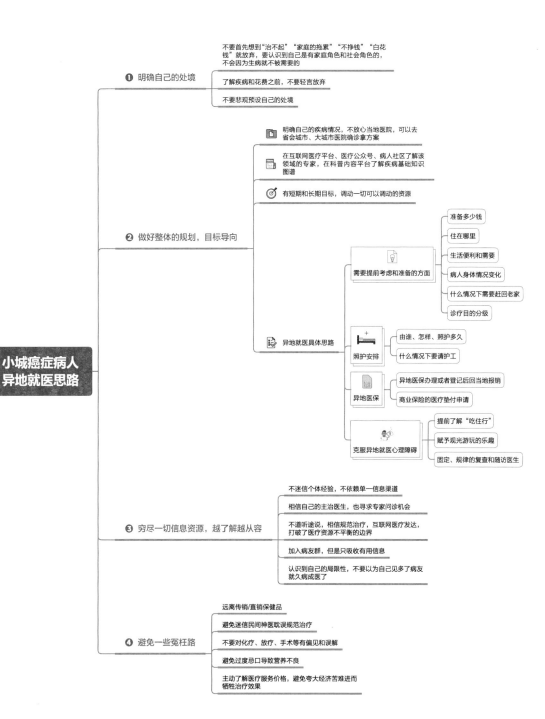

小城癌症病人异地就医思路

❶ 明确自己的处境
- 不要首先想到"治不起""家庭的拖累""不挣钱""白花钱"就放弃，要认识到自己是有家庭角色和社会角色的，不会因为生病就不被需要的
- 了解疾病和花费之前，不要轻言放弃
- 不要悲观预设自己的处境

❷ 做好整体的规划，目标导向
- 明确自己的疾病情况，不放心当地医院，可以去省会城市、大城市医院确诊拿方案
- 在互联网医疗平台、医疗公众号、病人社区了解该领域的专家，在科普内容平台了解疾病基础知识图谱
- 有短期和长期目标，调动一切可以调动的资源
- 异地就医具体思路
  - 需要提前考虑和准备的方面
    - 准备多少钱
    - 住在哪里
    - 生活便利和需要
    - 病人身体情况变化
    - 什么情况下需要赶回老家
    - 诊疗目的分级
  - 照护安排
    - 由谁、怎样、照护多久
    - 什么情况下要请护工
  - 异地医保
    - 异地医保办理或者登记后回当地报销
    - 商业保险的医疗垫付申请
  - 克服异地就医心理障碍
    - 提前了解"吃住行"
    - 赋予观光游玩的乐趣
    - 固定、规律的复查和随访医生

❸ 穷尽一切信息资源，越了解越从容
- 不迷信个体经验，不依赖单一信息渠道
- 相信自己的主治医生，也寻求专家问诊机会
- 不道听途说，相信规范治疗，互联网医疗发达，打破了医疗资源不平衡的边界
- 加入病友群，但是只吸收有用信息
- 认识到自己的局限性，不要以为自己见多了病友就病久成医了

❹ 避免一些冤枉路
- 远离传销/直销保健品
- 避免迷信民间神医耽误规范治疗
- 不要对化疗、放疗、手术等有偏见和误解
- 避免过度忌口导致营养不良
- 主动了解医疗服务价格，避免夸大经济苦难进而牺牲治疗效果

不要怕麻烦；其次要穷尽一切信息资源，越了解越从容，不要囿于别人的个人经验；最后对于有些冤枉路，一定要绕着走，别把钱和机会都搭进去。

1. 明确处境、目标导向

小城新确诊癌症病人中，治疗意愿比较差的主要是老人，所以在明确自身处境这部分，最重要的是首先让小城老人扭转一些基本认识。其次，在了解疾病和花费之前不要轻易放弃，充分了解了再说，不要悲观预设自己的处境进而劝退自己。

1）首先要让小城老人扭转基本的认识

很多小城父母生病的时候肯定第一时间想到不连累孩子，一想到要花钱就觉得算了，人到岁数了，该死就死吧，不要拖累家人，过去他们的父母也是这样的思路。

老一辈人的认知没有跟随时代的发展，作为子女要让老人首先明白一个最基本的道理：现在癌症虽然没有完全被人类攻克，但是在疾病预防、治疗、预后上都有了极大的进步，带瘤生存的癌种越来越多。现在跟过去已经不一样了，这几十年里，中国人平均寿命增加了几十岁，很多大病是可以治的，没有他们想象的那么花钱、那么麻烦。

在让老人认识到这个基本原则之后，要把老人从"小农经济"下的家庭结构和社会分工认识中解放出来。

老人之所以会有"有用"和"没用"的区分，是因为小农经济中在家里贡献劳动力的、下地干活的、能在外面挣钱的人才是有用，不能做到这些的人就是在家里"多张嘴"吃饭，是没用的。在过去困难的家庭条件下，父母会形成理所当然的牺牲精神，认为自己"没用"自然是"不被需要"的，进而觉得自己已经不是家庭主要劳动力、主要经济来源了，更不能拖累子女。这时候儿女可以用他们能理解的方式让他们认识到，自己是很重要的家庭角色，满足了很多情感需求、家庭完整需求，比如告诉他们"别人家宝宝都有奶奶带，妈你不看病以后宝宝就没有奶奶了""你在，这个家才完整；你不在，我就没有妈妈，爸爸没有老婆，你比钱重要，你在比什么都重要""如果我不能陪你看病，我人生会有很大遗憾的，你想让我带着一生的悔恨生活得不幸福吗？"，等等。

要用"人活着很重要，人在很重要"的认识来代替"治不起""家庭的拖累""不挣钱""白花钱"的想法，要让老人认识到自己是有家庭角色和社会角色的，不会因为生病就不被家人需要。

2）看病要目标导向

通常在当地医院确诊或者得到疑似的结论后，病人会分流为几类：去大城市大医院寻求更权威的结论；去同市其他医院找熟人（哪怕非同类科室）再看看；去道听途说的民间神医、小诊所的大夫那儿看看；回到居住所在地的乡镇卫生院输液治疗或随便开药（如止痛药）回家吃。

我本人更为推荐的是第一种选择，对于常见的疾病，小城市的医生和医疗资源在分级诊疗机制下与病人的医疗需求是匹配的，但是对于某些癌症、疑难杂症等，大城市的医疗支持和专家经验也许能给出更优方案。

但是去省会城市、大城市就诊并不意味着是在那里治疗、做全部检查、每一次都面诊。更多的时候，是把整个癌症治疗过程中最重要、专业度要求最高、对整体思路起到关键作用的环节选出来，在兼顾自己本地治疗、方案执行的同时，将专家的意见赋予权重。

这几个环节包括：确诊（尤其是病理分析）、治疗方案确定、技术要求高的复杂手术、治疗后短期内的回访和评估。

确诊很重要，因为只有"对症"才能下药，而且医生之间对疾病的诊断经验可能有较大的差距，如果不放心当地医生的诊断意见，可以寻求更有经验的医生的意见。诚然小城市医院和省会城市医院之间有定期会诊、转诊、挂职学习、培训等经验交流渠道，医联体内有一定的经验分享，但总体来说，于病人本人，能够和专家直接一对一地沟通会提高诊疗的精确性。

确定治疗方案很重要，因为除了"指南"这种标准化方案之外，医生经验在方案的灵活选择、跨适应证突破上有很大的区别。以肺癌为例，有的医生认为只能开刀手术而且预后不良，但是了解新药研发进展和效果的医生可能给出靶向药方案，彻底扭转病人的治疗进程。

而技术要求高的复杂手术对外科医生的经验和手法要求就更高了，做过更多手术的医生有更高的成功率。

治疗结束后短期随访是为了保证治疗方案有效性的延续，以及可以在医生的监督下看看治疗的效果，前期随访在整个治疗后的随访中最重要。

3）异地就医

以上环节所涉及的面诊和检查，一般大型三甲医院都会要求在本医院进行，那么为了规范治疗、诊疗记录完善的考虑，可以在规划后短暂"异地就医"。

但是定下"去省城看病"这个目标后，就要首先了解信息，而不是冒冒失失地直接拖家带口去求医问诊。

早年我还是学生的时候不懂这些，我父母去省会城市医院看病，就是坐深夜的火车，凌晨去排队挂号，花高价找黄牛买专家号，见了医生发现对医生问的很多问题无从答起，问的检查结果自己搞不清楚。在大医院做了检查后，他们就在医院附近便宜的小旅馆里窝几天等结果，再走一遍挂号的流程，然后带着模棱两可、稀里糊涂的就诊感受回到老家。每次他们都把看病和复查当作一件非常重要的"进京赶考"般的大事。个中心酸，父母会感觉大城市看病复杂、医护人员冷眼，听不懂医生说啥，揣着一点钱去，心里没底怕不够，不知道每个检查多少钱、需要多少天出结果，吃住行都不方便。两个人在医院路边蹲着吃卷饼，心酸地掉泪。这样不愉快、不顺利的就诊经历肯定会加重小城病人异地就医的畏难情绪。

后来，我爸因直肠癌在吉林省长春市吉林大学白求恩第一医院（吉大一院）治疗和复查时，我为了防止父母因为就诊困难而产生放弃情绪，做了如下几件事，举例作为参考。

先了解清楚疾病本身，问自己几个问题：这是什么病、这个领域谁是顶尖专家、去哪家医院看、怎么挂号效率高、需要医生解决什么问题。在互联网医疗平台、医疗公众号、病人社区了解该领域的专家，在科普内容平台了解疾病基础知识。了解清楚基本信息之后，我把我爸的所有病历资料整理成类似于病史简述一样的思维导图，每部分都整理了对应的核心信息，而后将所有检查报告扫描归档分类。我在"微医""好大夫"在线平台上了解吉大一院直肠癌专家情况，分析别的病人问诊记录中医生的关注点，再根据我爸的情况整理出具体问题。

随后我在吉大一院官网、官方微信公众号、官方 APP 上摸索所有功能，了解挂号方式、专家号挂号时间，对于预计要做的检查致电医院了解出具检查报告的时间以及是否可以线上查询；在长春市医保局官网查询相关检查的类目表、医保公示信息了解费用；了解我爸所需用的靶向药在特药审批的范围内大致报销后的价格和报销流程。

在理清就诊医生信息、就诊流程和大概治疗检查费用后，我帮爸爸安排去长春看病的行程。

（1）需要提前考虑和准备的方面

准备多少钱：我帮他在线上办理了电子就诊卡，提前充值了大概的检查费用；让他带 1000 元左右的现金。

住在哪里：我在携程和地图软件上查询了从火车站到医院的地铁和公交方式，以及离医院 1000 米范围内的所有酒店，优选了离他们饮食偏好的饭店比较近的一家酒店。

生活便利和需要：在入住的酒店附近、火车站都团购了饮食套餐或者代金券，同时备选 5 家左右的饭店；他们入住酒店后，在"饿了么"上给他们买水果和水等食品送到酒店。

关注每日状况：每天关注他的身体情况；如果他们要去某地，提前查好路线，甚至帮他们用手机 APP 约车；了解医院服务台能否租轮椅。

什么情况下回家：根据检查报告出具时间和门诊结束时间评估，在身体状况允许且检查报告可以线上查询的情况下，在等待期间买回家车票；不会只为了拿报告结果、打印报告而滞留当地几天，可以通过快递、代买代送等渠道帮忙取报告。

诊疗目的分级：带着问题清单询问医生，根据医生反馈的检查要求来评估哪些检查在吉大一院做，哪些回老家医院做。就像我喜欢的一位心内科医生所说，"看病就像下楼梯，得一级一级按顺序，太急了摔跟斗反倒得不偿失"。

（2）照护安排

由谁照护、怎样照护、照护多久：在省内主要靠我妈照顾，之前我爸在上海住院接受手术时请了护工，因为当时我们对造口护理、术后伤口护理完全没有经验，而且家属也可以得到有效的休息。

什么情况下请护工：家里的照护人没办法全力支撑照护任务，不能让照护人也病倒；照护人需要在院外奔波、租房烧饭的时候，院内需要有护工搭把手。

（3）异地医保

办理异地医保或者登记后回当地报销：我致电老家医保局了解清楚了异地医保的办理流程，并关注医保局公众号随时了解最新政策。现在很多小城市的政务信息化做得很好了，窗口电话也可以清楚回复常见问题，老人不必辗转找人询问。

商业保险的医疗垫付申请：我父母没有商业保险，但是如果是有百万医疗险的读者，建议对长时间的、预期花费高的住院都申请保险公司垫付，节省自己的现金流。

（4）克服异地就医心理障碍

吃住行提前了解：我爸去省城看病前，我都会像旅行社的导游一样，整理所有行程和时间安排发给他，并且在整个流程中定时确认他们的进展以及有没有什么问题。几次下来之后，他们的就医效率大为提高，也完全适应了这样的安排，不会觉得看病是一件很麻烦的大事，很多事他们自己摸索清楚后，就不用我操心了。

赋予观光游玩的乐趣：在去长春复查的时候，我会给他们安排一顿老家没有的美食或者去一个当天来回的景点转转，让看病的日子不完全是不开心，增加一些乐趣。

固定、规律的复查和随访医生：除了在吉大一院固定看病的专家之外，我在上海肿瘤医院也找了一位我觉得很负责的专家一直线上随访，每每我爸的治疗有变化、病情有进展，我会及时线上付费问诊，也曾带着我爸实际线下问诊过，保持问诊的连贯性。

2. 穷尽一切信息资源，越了解越从容

对于很多需要长期治疗、随访的癌症病人来说，自己的治疗学习可能是个终身学习的过程，哪怕不是在专业领域、医学前沿信息层面的学习，也要在以下几个方面形成学习的思维习惯：

1）不迷信个体经验，不依赖单一信息渠道

很多小城病人生病后会把熟人的疾病治疗情况来和自己的对比，对于疾病种类、分型分期、个体自身预后条件等核心要素没有区分概念，而是笼统地认知为"癌症"，自行得出难治疗、多花钱的结论。事实上，忽略个体差异会带来非常大的误区。例如，一个甲状腺癌病人不需要参照一个肝癌病人的治疗经历，一个 65 岁的惰性淋巴瘤病人不需要以一个 25 岁急性白血病病人的情况为对照，哪怕同住在血液科，大家的情况也各不相同。此外，我们能从同类疾病病友身上汲取的经验主要是他走的弯路、注意事项、治疗方向，而这些仅仅是作为参考，不能完全迷信个体经验，别人自体干细胞移植效果不好不代表你的情况也不适合。

2）相信自己的主治医生，也寻求专家问诊机会

哪怕长期在小城就医，也不要因为去面诊过更大专家而完全依赖于大专家给出的少许纲领性、原则性意见，选择无视、看低自己主治医生的意见。循证医学机制下，你的主治医生才是了解你具体情况的人，他是确确实实跟进你治疗的人。要平衡对专家和自己主治医生之间的信任。以我自己为例，尽管我的主治医生已经是经验非常丰富的"老法师"了，我看到其他专家的意见后还是会第一时间和他沟通反馈，不是因为我认为别人的意见更权威，而是因为我更信任我的主治医生，相信他作为具体方案的实施者会长远考虑我治疗中的问题，所有其他专家的意见都是提供给他作为参考的。

3）不道听途说，相信规范治疗，充分利用互联网医疗

病人治疗中的信息听取大忌就是偏听偏信、道听途说，认为某亲友、某熟人推荐的某医生的意见一定是好的，殊不知医学是多门类学科，术业有专攻，从骨科医生那里获取的淋巴瘤治疗意见算不上"有效意见"，某种分型的卵巢癌化疗、放疗效果不好这一结论并不适用于其他实体瘤，不同病种和科室之间是有很大的鸿沟的，要首先相信自己所在科室的规范治疗意见。互联网医疗打破了医疗资源不平衡的边界，将医生与病人对话的难度降低、效率提高，很多具体问题可以在互联网上实现问诊，而不是迷信朋友圈文章、民间土方等。在互联网医疗的平等触达下，小城病人和一线城市病人线上问诊专家的成本是一样的。

4）加入病友群，但是只吸收有用信息

小城病人在加入病友群后会经历一段时间的信息输入过程，但是某种程度上，这是一种更高认可度的"个体经验迷信"和"道听途说"。要在过程中学会辨别有用信息，比如最新的科研进展、大医院开展的临床试验招募信息、一些副作用和症状的处理经验、一些出院护理注意事项等。你所不知道的、获取困难的、权威专业的、可以为你所用的信息才是有用信息，其他诸如某病人的家长里短、小概率的不顺利治疗信息不是主要信息。不能因为病友群里某个人有 P53 基因突变导致治疗不顺，就认为自己的治疗也会无效、化疗没有意义、预后肯定也差，你不是专业医生，你无法准确了解自己所有指标指向和意义的时候，不要参照少数案

例进行臆想。

5）认识到自己的局限性，不要以为自己见多了病友就久病成医了

很多小城病人治疗一段时间后，加入病友群听多了、见多了各类信息，就觉得自己"久病成医"，逐渐有自己的主见了，并且认为自己在专业层面可以和医生平等对话了。在专业信息优势这件事上，我始终认为缺乏系统医学培养和训练的普通人还是有局限性的，哪怕是学习型病人，也不能自视过高，更不能因为被医生夸了两句，就"好为人师"给其他病人做导师了。比如我们淋巴瘤病人群体里确实有人会收集归纳所有病友的病历和信息，形成自己的数据库，以医生的角色给小城病人解答问题、代问诊，甚至代替医生给出方案建议，这实在不可取。

3. 避免一些冤枉路

除了第二部分认知层面的思维方式建议可以参考，小城病人在以下几种情况下也会导致治疗机会和费用的浪费，同样值得警惕：

（1）传销／直销保健品：治疗癌症没有"包治百病"的捷径，保健品绝不是"神药"。

（2）迷信民间神医，耽误规范治疗：民间神医"打包票"式的承诺，可以买个心理安慰，并不能医治百病，更要撇清楚"因果关系"，很多人所谓的"有效经验"主要是来自于因果关系的误判，比如化疗期间吃了一点"神药"，或者手术后吃了"神药"，最后不错的治疗结果就归功于"神药"，而不是有效的化疗和手术。

（3）对化疗、放疗、手术等有偏见和误解：很多人本能地认为化疗的副作用导致的头晕、恶心、脱发、食欲不振会将病人的身体消耗至死，化疗肯定会害死一个人；认为放疗过程中的皮肤溃烂等症状也是机体恶化的指征，进而对这些治疗方式有偏见，忽略了人体强大的自我修复能力。

（4）过度忌口导致营养不良：一些病人在治疗过程中过度借鉴中医服药的忌口理论，不吃发物、不吃海鲜、忌辛辣，等等。在饮食上选择清汤寡水食之无味，认为青菜白饭是足够健康的饮食，殊不知癌症病人的消耗很大，需要摄入比普通人高出 20% 的能量，不吃肉蛋奶无法获得足够的优质蛋白，对身体的营养补充严重不足，所谓的"养生忌口"结果却得不偿失。

（5）不了解医疗服务价格，夸大经济困难进而牺牲治疗效果：很多病人的畏难情绪来自于对看病经济成本的未知恐惧，事实上，药品、诊疗服务、检查的费用价目都是可以查询到的，每个城市的医保起付线、上限、报销比例等信息都可以在当地政务网站上查询。提前大致了解上述费用经过城镇职工医保、居民医保和新农合等医保报销方式后大概的自付费用，对费用做到心中有数，就不会被想象的经济困难所吓倒，做出中断、牺牲规范治疗的决定。

小城病人看病路上辛苦会多一些，但是这些辛苦不是没有意义的，是不是有意义也不是单纯按照结果倒推评价的。我希望像我父母一样的小城中老年病人，可以在力所能及的地方做出一些改进，少走一些弯路，甚至学会长期与癌症共处。

第三章 / 病人家属陪护抗癌指南 /

病人家属陪护抗癌指南

要不要陪病人一起抗癌?
- 认清抗癌是一件怎样的事情,情义、能力、耐心是否能够支撑
- 抗癌是一件家庭成员共同决策和面对的事情,家庭经济能力和成员精力,如何取舍和平衡
- 要不要一起制定"尽力"的标准
- "我觉得好辛苦啊!"也许是常态

作为家属我可以做什么?
- 我如何接受这件事?
- 我在家人抗癌这件事上扮演什么角色?
- 在病人想要放弃、治疗反复的时候,我如何坚持下去?
- 如何消化家人生病对自己人生的影响?

如何跟病人相处?
- 理解病人的心理落差和身体不适,接纳他的痛苦,不嫌弃他,不与别的病人对比
- 要不要告诉病人疾病实情?
- 要不要跟病人抱怨自己的经济难处和辛苦?
- 如果病人一意孤行,非常固执,如何劝解和纠正?
- 家庭成员之间就治疗方法意见不一致怎么办?

如何面对可能的不幸结果?
- 失去,本来就是你我羁绊的一部分
- 死亡是随机的,也是确定的,再不舍,也是自然规律
- 安宁疗护,体面的告别
- 在失去的过程中,不要过分自责,以病人的意愿为先,好好生活,带着他(她)的期许,继续过好自己的人生

抗癌路上，很少有病人是孤身一人奋战的，多数病人抗癌成功后第一个要感谢的肯定是家人。

所以在这一章，我希望以病人家属和病人本身的双重身份跟大家分享一下经验。如果你恰好是一名病人家属，那么如何适应新情况、如何认清自己的角色、怎么调整自己的心态、如何做心理建设、如何跟病人相处以及应对外界诸多状况等，都是你将要面临的问题。

我父母都是癌症病人，我在 20 多岁时就能理性科学抗癌，是因为我从 17 岁开始相继陪伴母亲（乳腺癌）、父亲（直肠癌）抗癌，累积了大量的经验。这 10 年的时间，大多数普通家庭走过的弯路，大多数病人家属经历的心理历程，我都经历过。如今我自己作为一个治疗不顺利的癌症病人，也在一年多的时间里看到众多癌症家庭的挣扎，听过很多家属的倾诉。所以，我更加觉得比癌症病人数量更多的病人家属这个群体，需要宽慰、鼓励和感谢。

抗癌路上陪伴着我们的你们，辛苦了，谢谢你们。

这一章主要分为四部分，解决 4 个问题：

（1）得知家人 / 爱人确诊癌症，我要不要陪她 / 他一起抗癌？

（2）如果我作为家属，决心陪她 / 他抗癌，我需要做什么呢？

（3）在陪伴病人抗癌的漫长过程中，我该如何与病人相处呢？

（4）如果抗癌的结果并不理想，我该如何面对不幸的结果？

一、要不要陪病人一起抗癌

"有病咱们家肯定砸锅卖铁给你治。"

"无论如何我都会陪你走到最后。"

"家里不能没有你，没有你我们活不下去。"

"我宁愿生病的那个人是我，让我替你生病。"

抱紧癌症女孩的恋人，背着患癌妻子哭泣的丈夫，在医生办公室下跪的癌症病人的子女，搬着板凳坐在走廊看护患癌哥哥的妹妹，在医院门口哭着打电话借钱的中年男子，坐在诊室满面焦虑等着医生看检查结果的老人……男男女女，老老少少，是你是我，是千千万万病人家属的缩影。

1. 认清抗癌是一件怎样的事情

很多人默认自己生病后家人会无条件为他们治疗，很多中老年人患病后认为不值得把家里的钱花光，自己生重病就该放弃治疗，不去拖累家人。

我年少的时候因为妈妈生病家徒四壁，几乎没钱上学。因为我那时爱写文章发在校园报纸上，是个"风云人物"，在文章中发表了不合时宜的言论，家长会时，校长点名批评我，要让我停学。我妈妈光着头戴着帽子坐在教室里，尴尬、无地自容、羞愧难当地承受所有家长的目光。妈妈的病彻底改变了我们的家庭关系，她会用"你们害我生病""你们都觉得我拖累了你们，想让我死"等愤怨的心理在很多方面逼迫我，包括中断早恋、停止写作、大学择校选专业、恋爱择偶，我都不得不就范，并且带着极度内疚、道德亏欠感选择了另一种"大家长式""凡事归因于自己"和"不依赖任何人"的人生。我爸爸也默默承受了很多。她把癌症归因于我们，扭曲了婚姻关系、母女关系，直到 9 年后我爸爸得了晚期直肠癌、11 年后我得了淋巴瘤，她才慢慢停止了这种想法。而她从一个康复十几年的病人，转换为一个要照顾患癌丈夫的妻子、一个要接受女儿死后自己老无所依的孤苦母亲。

经历种种之后，我真的想让癌症病人家属真切地、周全地去想清楚：你要不要陪他（她）抗癌？哪怕他（她）会变成一个你不认识的人、性情大变的人，哪怕最终一无所有、人财两空，哪怕你们的家庭再也回不到本来的样子，哪怕你自己的人生也要下沉，哪怕你也要失去很多……即便如此，你还愿意吗？

在说"我愿意"之前，请一定要一起认清抗癌是一件怎样的事情，评估我们的情义、能力、耐心是否能够支撑。

关于情义，你愿意为他（她）付出多少、牺牲多少？如果你作为一个即将结婚的女孩子，男朋友觉得岳母生病会把家庭拖累成无底洞，要跟你分手，你还会放弃工作、放弃婚恋，义无反顾照顾母亲到最后吗？

关于能力，抗癌是一项家庭成员共同决策和面对的事情，家庭经济能力和精力，如何取舍和平衡呢？

我爸爸的一个战友，前两年确诊为鼻咽癌，他儿子在我们老家供电厂有一份稳定工作，有房有车有妻儿。他在癌症确诊后，理所当然地对儿子表达出"我把你养大的，你得不惜一切给我看病"的态度，同样的治疗方案、药物、检查的情况下，他认为在省会城市大医院体验更好，坚持要全自费在省城治疗。他儿子每个月请假半个月陪他去省城治疗，剩下半个月在家伺候他，并且他要求儿媳妇也要给予同等付出。儿子孝顺、照顾生病的父亲自然是没错，但是父亲也需要考虑儿子小家的承受能力。儿媳妇觉得公公不体谅小家的难处，他名下有几套房子却不肯变卖，非要儿子掏空小家的家底支付高昂的治疗费用。儿媳妇忍受不了这种长期的"孝顺压倒一切"的做法，带着小孩和他儿子离婚了。对于患癌的他来说，儿子终于可以全身心地尽孝、照顾自己了，儿媳妇也不会分到一点自己的私产；而对于儿子来说，自己在而立之年为了照顾爸爸失去了小家。如果你的家人也是如此，你作为家属愿意付出多少？

关于耐心，我的一位读者的爸爸去年得了脑梗死，身体状况大不如前，连精神状态也恍恍惚惚的。她爸爸忘记了很多事情，甚至生活常识，整个人变得有点痴傻，经常看着手机、看着天空就突然大哭起来。她每次都劝爸爸控制情绪，不要哭，越哭对血管越不好，他虽然会答应，可仍然眼神空洞地大哭。当曾经健康、能干的家庭顶梁柱变成了一个失智、失能、身边离不开人的病人，而你自己又面临生活重担尚且喘不上来气的时候，作为病人家属，你愿意付出多少耐心？

我不是说陪伴病人抗癌的过程中一定会发生这样情义不足、能力耗尽、耐心枯竭的情况，我只是说，我们在病人确诊的时候，在考虑陪伴他（她）抗癌之路的时候，要考虑到最差的可能性，要多想想以后，思量之后再作出决断，而且这个决断是把很多因素考量进去的：感情的深度、付出的边界、牺牲的程度。

如果最差的可能性你都能接受的话，那么以后的路无论是怎样的，精神上的力量、情感上的支持都是富余的。

看似悲观的思量，其实是把一些漫长的、极端的痛苦前置，把最差的想到，为最好的努力。

2. 要不要制定"尽力"的标准

也许我们可以和病人一起，一家人坐下来，商量一下"尽力"的标准。看似明码标价一般地谈付出、计较成本，实质上，是更理性、克制地以双方都接受的方式去考量，不让这份抗癌陪伴充满无能为力的痛苦和道德负疚。有很多晚期病人找我倾诉过对家人的愧疚，我也很理解有些病人在家人决定卖房子的时候企图跳楼结束一切的痛苦。

我说的这份尽力，是穷尽家庭经济、家属照护能力、医学可能性、治疗可及性、病人风险获益和病人本人意愿综合考虑的。我讲一个故事给大家，是我看过众多患病家庭故事中最为刻骨铭心的一个。

2020 年 1 月底，在新型冠状病毒肺炎疫情严重的时候，我开始写文章呼吁大家关注因为疫情封城而无法及时就医的癌症病人，一直在微博上发文聚集类似情况的人。小柚就是这时期我在微博上认识的朋友。小柚的妈妈是个急性白血病病人，在武汉的一家医院治疗两年了，长时间化疗后血象很差，中性粒细胞和血小板计数都跌到了危象水平，随时处在感染和大出血的边缘。她妈妈一直靠规律输血治疗，每周输一次血小板、每两周输一次红细胞。直到武汉封城后，她妈妈不能住院了，原本就诊的医院血液科有一例新型冠状病毒感染病例转不出去，收治不了其他人；医院输血科也缺血，输血需要预约排队，因为疫情期间没人出来献血，整个武汉市的血小板存量都是告急的。她戴着口罩挨家医院跑，有的医院还能接收孕妇和透析病人，有的医院把血液科病房改成感染隔离病房，各个医院急诊科都是发热病人。她家没有私家车，她就这么步行把能走到的医院都跑了一遍，能打电话的医院挨家打了一遍。寒冷冬日，她一个人靠走、靠打电话、靠市长热线、靠网友转发求助，穷尽了自己能想到的、能做到的所有手段，为妈妈争取一个住院输血的机会。在"首诊负责制"下，就算没有疫情，疑难杂症病人也很难被其他医院收治，更别说现在全武汉都医疗资源吃紧的时期。

我看了她妈妈的血象报告，有多危险呢？

血小板只有 15×10^9 （ 20×10^9 以下就必须输注血小板了），而正常人是 $100 \times 10^9 \sim 300 \times 10^9$。

以这种血小板水平，病人坐救护车颠一下就可能会颅内出血，吃稍微有点颗粒的食物就可能消化道出血。去任何有肺炎感染病人的医院，任何正常人能抵御病菌的环境，她妈妈都可能感染。她求助的所有医生都告诉她，现在去医院感染的风险比出血的风险还大。1 月 28 日她看着妈妈症状越来越严重，在微博上持续曝光自己的真实资料发起求助，大 V① 转发后，百万人关注，1 月 30 日她收到了主管部门的电话，让她"跟医院联系"。然而以当时武汉的状况，她的求助仍然进入了死循环。我想不到比这更绝望的事了，这个时候谈任何家国大义，都不如给她一单位血小板。

小柚和爸爸在家里守着 62 岁的妈妈，她感觉妈妈的生命在自己手中，如空手捧水，小心翼翼捧了两年，步步惊心，现在却眼睁睁地看着妈妈的生命从指缝间流逝。妈妈的心态却是很好的，看着小柚每天打电话、发网络信息求助、四处奔波非常心疼，对她说："不要这样了，不值得了。"

"你已经尽力了，无论如何不要责怪自己，你妈妈也知道你尽力了"，几个凌晨我在劝解小柚不要自责，可是小柚看到妈妈发紫的嘴唇，就禁不住流泪。

20 多天之后，政府终于能腾出手来管这部分病人，她终于帮她妈妈争取到了去医院的机会，两个人在急诊室坐到半夜，确认病毒检测阴性后，妈妈输了点红细胞。而第二天早上 9 点，我收到了她的消息，她妈妈走了。那撕心裂肺的语音留言，充满了自责和无助，我的心都碎了。

在等待的这 20 多天里，她妈妈疼痛难忍，企图自杀，小柚甚至都不忍心阻止。虽然几万个热心网友提出了看似行之有效的建议，但是实际执行非常困难。武汉血液中心看了我的文章联系到我，我转给了小柚，可是最后也没能帮上忙。在当时的情况下，要么让妈妈感染病毒，全家一起感染；要么在家守着病危的妈妈，爸爸和自己可以安全。无论哪一种选择，妈妈都是熬不过的。

在那个时候，我作为局外人是很清楚轻重的，选择也是不言自明的，可是小柚，哪怕做到那么极致的程度，也无法原谅自己，她总觉得自己也许还可以改变什么。她作为局内人，会强化自己的责任，认为自己要负责，认为自己没有控制好局面，认为自己无能是主要原因。

通过小柚的故事我希望家属读者们可以明白，如果有一天你们不得不面对这样艰难、生死攸关、一念之间的选择时，想想这个故事，把自己置身局外，把医生的客观建议、自己家庭的能力、病人的真实意愿，综合考量和权衡。在整个抗癌的过程中，你们会和病人一起在医院、在病友群见证很多悲欢离合、争取和舍弃的故事，

---

① 大 V 是指在新浪、腾讯、网易等微博平台上获得个人认证，拥有众多读者的微博用户。由于经过认证的微博用户，在微博昵称后都会附有类似于大写的英语字母"V"的图标，因此，网民将这种经过个人认证并拥有众多读者的微博用户称为"大 V"。

你们会渐渐一起达成共识，明白"尽力"是不同的，确定"尽力"的标准是有意义的。

3."我觉得好辛苦啊"也许是常态

我是一个娇气又容易脆弱的人，我有很多"觉得好辛苦啊"的时候，但是最难忘的是两类辛苦。

第一种辛苦，是我刚工作的时候，我爸爸回到老家治疗，出现肠梗阻半夜送急诊差点丧命。他接受手术切了一段肠管捡回了一条命，但他始终很倔强，很多事听不进我的话。我当时跨专业学习金融业务，从法律起点转到投资业务，很多东西都不懂，与同事相比能力差很多，经常焦虑地在末班地铁上发呆流泪。有时我晚上快 11 点才下班走路回家，在冷风里想着我爸爸治疗的不顺利、身体的难受，甚至可以感同身受他输注奥沙利铂时的畏寒、肚子疼、造口不适、手脚发麻。我在上海工作，不能陪在他身边，以至于焦虑到要事无巨细地控制、安排，了解他所有的生活细节，这样我才会有点安全感。

那是一种作为独生子女的辛苦和焦虑。太爱他，不敢放松一点点。

如果我放弃上海的家庭、工作回到小城，我就赚不到钱，也没能力给他上海的医疗资源；我留在上海努力工作，基本就是为家里打工，殚精竭虑、战战兢兢，担心得要命，为自己不能照顾他、不能为他做更好的医疗决策、无法陪伴他的治疗过程而内疚。两种选择都不好，而我迫于经济压力选择了第二种。

我爸爸断断续续治疗了 5 年，我没有一天不想到他难受的样子，会想象所有他治疗的细节，怀着巨大的负疚感。下班后我在办公室楼下喝酒，喝到晕乎乎地对朋友说"我觉得好辛苦啊"；在熬夜加班打车回家的凌晨，高架桥上摇开车窗，看着路灯流泪跟司机说"我觉得好辛苦啊"；在深夜失眠为家庭矛盾、生活压力感到无能为力的时候，叹口气翻个身，对着已经睡熟的老公轻轻说"我觉得好辛苦啊"……

我想很多年轻的病人家属都有同感吧。在医院和工作单位之间奔波，在傍晚的医院走廊、在清早的便利店、在走出地铁的时候，都会有莫名的疲惫感吧。甚至，呆呆地看着搞笑电视剧，也会不自觉流下泪来。

第二种辛苦，是我自己成为癌症病人，一个高度包干、完全自治的病人之后所体会的。有一天，我的微博后台有个因为失恋抑郁的女生跟我讨论人生意义，她描述了很多自己抑郁的感受。刚巧那天早上我不知道为什么胃疼醒来，坐在马桶上腿抖得不行，回床上疼得几乎昏过去。想到又要开始新一轮的化疗，又要被折磨得狂吐，化疗后又要考虑骨髓移植，有种人生看不到头的感觉，我感觉自己的生命就消磨在看病这件事上了。别人治疗了半年可以缓解很久，而我治疗一年多，一直在治疗的路上，看过国内十几位顶级专家，却依然回到原点。除了吃东西没有任何可以享受的乐趣，而生活原有的压力从未减少，养家糊口、给父母看病、给自己看病、赚钱、担心医疗期两年满了失业、老人日渐衰老、各种家庭矛盾、情感需求……一地鸡毛，一堆烦恼。

我是真的觉得辛苦，我都没资格心安理得养病当个甩手掌柜。我坐在阳台上仰头看晾晒的衣服，自言自语："我觉得好辛苦啊"。身上背负的不能放弃，未来面对的不能放弃，要以一己之力承担面对，觉得极度辛苦的时候就会怀疑努力的意义。

你说这千疮百孔的人生有什么意义？！

除了学生时代只要成绩好就能打出溜滑①以外，多数时候我的脸都被生活按在地上摩擦，长年累月上不来气。可是普通人的人生就是这样啊，逆水行舟，不进则退，稍微松懈躺倒，生活就一团乱麻。

所以我的人生意义是什么？绝大多数时候救自己、救家人，力所能及时帮助别人，偶尔躺倒当咸鱼，每时每刻为小事开心一点，对苦难健忘一点。夜深人静的时候忆苦思甜，我现在的人生不错了，原本可能更差的，活着还是一件不错的事情，活着就能有转机。

这两种"辛苦"大概是我最感性的时候。陪家人抗癌，觉得很沉重、很内疚；为自己抗癌，觉得努力没有回报，承受没有意义。

我分享这样的感受给大家，是因为我想告诉我的读者这些感觉都是正常的。

"辛苦"也许是常态，我们的人生，哪怕现在健康、顺利、无忧，总有一天也会面对生老病死，陪伴生病的家人，自己再走向疾病和死亡。疾病和死亡对于人是无差别且确定的，是终极的。可是尽管如此，还是不能因为这个预设直接放弃人生，放弃这个辛苦的过程。

---

① 打出溜滑：山东、东北和河南方言，指穿着普通鞋子在冰面上或光滑的地方滑行。此处意思指做事顺畅。

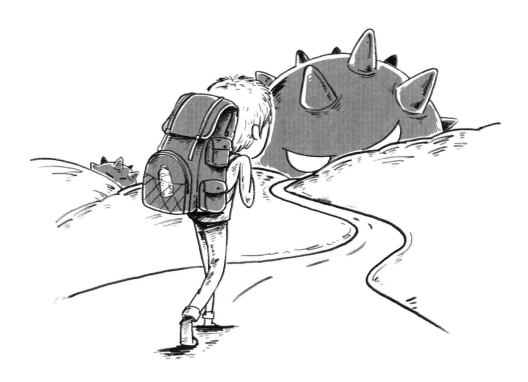

我希望大家明白，人生不是只有辛苦，哪怕辛苦是常态。我们陪伴家人抗癌的过程中，一起对抗辛苦、一起争取，加深了彼此的感情，有因为付出而感到的幸福，也有挽回了不可失去的人的喜极而泣；有拼尽全力的失而复得，也有终究了然对方的不可替代；还有明确了自己的平生挚爱，从而更明白人生得失，这些都是"辛苦"带来的衍生品，苦中有甜、忆苦思甜都是衍生品。

活着就是意义啊！

如果想清楚了这一切，预想了自己可能面对的挑战，也开始学习"尽力"的标准，愿意接受一段时间的"辛苦"状态，仍旧决心陪伴病人抗癌的时候，我来告诉你作为病人家属还可以做什么。

二、作为病人家属我可以做什么？

比起和病人的相处，我更想先跟读者分享一下作为病人家属的个体，在决心陪伴病人抗癌的时候，可能要走过的心路。

也许会遇到以下 4 个主要的内心挣扎：

· 我如何在心理上接受他（她）生病这件事？

· 我在陪伴他（她）抗癌这件事上是什么角色？

· 在病情反复、病人想放弃的时候，我是不是仍旧坚持下去？

· 如何消化家人生病对自己人生的影响？

1. 接受他的变化，这是人生的自然规律

我朋友老季是我读硕士时的同学，毕业后和我在一栋写字楼上班，于是我们变得更为亲近，经常一起吃饭、喝酒、逛街，可以分享所有的秘密，是真正意义上的好朋友。可就是这样一个男生，因为太亲近，他其实并不能接受我生病不上班的事实。

我治疗的时候他去医院看我，两个人很兴奋地聊同学的八卦，他会突然恍神，突然意识到"哦，原来你已经不是原来的样子了"。我们俩经常半夜 12 点开始交流当天的投资情况，复盘判断、谈论时政。我偶然提到"好久没上班了"，他才恍过神来说："我至今不能相信你生病这件事。"好像只要他长期出差不回上海，看不到我的样子，我生病这件事就像没发生过一样。

不止老季，至亲至爱的家人、朋友都有这样的时候，看着我好好的，觉得一切只是大梦一场，他们想到我的时候会有突然的变故感，又从变故感中生出自我保护机制疏远、逃离这件事。老唐也是这样，很多时候，他像是故意似的选择性忘记我是病人这件事，不愿面对我体力变差、面貌变丑、柔弱不堪的样子。只要心理上假装没那么爱我、在意我，好像我就依旧是那个 20 岁出头、脾气大、爱笑爱闹的女孩子。

面对一个亲近的人被疾病消耗，犹如眼睁睁看着精致生动的冰雕化掉。可是，唯有让自己在心里接纳这件事，才能试着去真正理解对方，理解生命变化、疾病的发生也是自然的过程。秋初穿风衣，酷夏着凉装，时移势易，人也会不同。作为亲近的人，总是去抗拒对方的变化，反倒会让病人有更大的心理落差。

我想要的陪伴，是对方握紧我的手、陪我接受现实，还会抱抱我，问我："接下来，你需要我怎样爱你？以你需要的方式爱你？"

2. 选择合适的角色

疾病可能会成为本来关系的重大变量。

本来女强人的妻子可能会示弱、依赖从前顺从的丈夫，贪心爱玩的女儿可能会收心成为真正的大家长，甩手掌柜般的老头可能要学会下厨给老太婆烧饭，感情破裂的夫妻可能为了孩子重回心在一处的状态。

彼此关系的扭转不是一时半刻就能够适应的。很多人从被人需要的父母角色转变成需要被照顾、被保护和耐心对待的人，失去控制感，"在家说了不算""人老了，不行了，不中用了"，心理上有很大落差。

我的病友里有个病人家属，小姑娘大学毕业那年妈妈生病了，她一边做实习老师一边陪妈妈就医，家里亲戚从好心建议到指手画脚，却从不伸手帮忙。她妈妈是家里强势的主心骨，唯唯诺诺的爸爸也不能出头拿主意。小姑娘一个人跑来跑去，四处请教、学习疾病知识，学会和医生沟通，但是家里人始终把她当小孩子，并不尊重她的意见。她工作又忙又累，下了班要挤地铁给妈妈送饭，半夜赶回家也得不到男朋友的关心，甚至还被家人和男朋友认为"做得不够好"，于是她经常自己一个人委屈地哭。

她从被保护、被当作小孩子的角色，成为家人信服、认可的角色，花了一年多时间。在这期间，妈妈是真切依赖她的，那些只说话不动手的人也慢慢观察到她们母女的变化，医生把女孩子当作定向沟通的病人家属，她自己也开始走上正式的工作岗位。信赖关系、强弱关系的转换，都是需要彼此适应、磨合的。她慢慢不再觉得委屈，陪伴妈妈抗癌最关键的人是她，不是别人，她的角色从学生妹变成了社会人，从家里的乖乖女变成了顶梁柱。她成长了，开始接受妈妈衰老、生病的状态，陪伴妈妈一起面对死亡的风险，知道妈妈需要她保护、需要她鞍前马后、需要她咽下委屈去承担责任。

哪怕一家三口之间仍有龃龉，彼此心里也是心照不宣的。

陪伴抗癌的家属或多或少都希望成为病人需要的角色，但不是一定要按照病人的情感需要、照顾需求、主观意愿，完全被定型和造就。

所有的人际关系都是彼此需求的匹配和磨合，抗癌陪伴关系也不例外。需求不匹配的家庭比比皆是：病人想要更多陪伴和呵护，家属会觉得病人要求太多，"为什么都生病了还要凡事干预、强做主"。如果不能达成双方都接受的平衡，不放过自己，又怨恨对方，最终也没什么话好说，甚至人走了还带着气。理论上可以选择的家庭角色和关系角色，其实最难挣脱的还是本来关系的桎梏。

读到这里，如果你恰好是一位怎么做都得不到满意的结果、无法经营良好陪伴关系的家属，如果已经尽力了，就请释怀吧。世间种种，伤害和爱总是相伴，为适应对方而努力过，就不要自责了。

3. 坚持到底不是一念之间

我在安宁疗护病房看到很多脑中风后遗症的失智、失能老人，有的人快 90 岁了，一头稀疏的白发，麻黄色的皮肤，秃秃的牙床咬着手绢一类的东西，眼睛像粗劣的玻璃弹球，只有定睛时才闪过一点光。严格意义上讲，他们不是临终病人，也不需要止痛药等安宁疗护手段，他们只是家人无力负担照护而送来临终病房平静等待身体衰竭、生命逝去的老人。

做义工的时候，我们会把没有家人看望的老人归为"缺乏社会支持"一类，把有人来看望、聊天、送吃食的老人归为"家庭支持多"一类。

一个瘦弱的老太太整日昏睡，等待心脏、肺脏等器官慢慢停止工作，窗外的风吹过窗户，而她会像睡着一样死去……很多人初次看到这些场景的时候，心理上会大受冲击：为什么要让一个人这样放弃生命、等待死亡？为什么家人不让她待在家里好生照护，难道忘记她曾在穷困的年代生养多个子女的不易了吗？一生辛劳最终如此孤苦伶仃又是为了谁？

除了这种心脑血管疾病的老人外，还有癌症晚期瘦成一把骨头的老人，整个人看起来像晾衣架上湿漉漉的衣服，挂在上海老弄堂里的马路阳台上。客观来讲，照护病人的家属们家里也三代同堂了，养老照护的重担落在个人头上，会完全夺走自己的生活，无力承担是可以理解的。

我们局外人只是看到了一个看起来凄惨的结果，而这之前可能已经有 10 年甚至 20 年的过程。

你知道一个人从 70 岁中风，到 90 岁还瘫痪在床，是个什么概念吗？对于脑中风后遗症病人家属来说，照顾病人 20 年并不容易；对于有老年癌症病人家庭来说，也许早就掏空了家底。

漫长的时间、无尽的折磨，并没有结果。我小时候生活的东北小城，冬天很冷，在农村的院子里我挖了一个坑，冬日里埋雪进去。每次下雪我都铲一些雪进去，可是开春化雪的时候，我一个冬天的劳动成果都不见了，只剩一个干干的土坑而已。在当前的社会结构、社会养老体系、医养体系下，个体、家庭都是非常脆弱的，我相信日韩等老龄化国家的人们也许更老无所依。

可是我们不能被"终局思维"限制，不能倒着思考、根据最终结果来推定过程中的努力没有意义。

话说回来，如果家人生病，作为家属，我们到底要做到什么程度才算坚持到底了呢？病人想放弃的时候，我们要不要认同放弃？

首先，我觉得要从医学的角度来看，有没有治疗的价值，不放弃治疗对病人的生命延长和生活质量改善有没有助益。在和医生充分沟通后，如果医生建议"回家中药调养吧，现在治疗进行得不是特别顺利"，或者说"可以回家好好陪陪家人"，听懂这些话的弦外之音，顺其自然，委婉传达给病人，看病人本人是不是真的也想放弃了，只想好好回家度过最后的时光。

其次，要从家庭承受能力的角度来看，可以延长病人生存期提高病人生存质量，一家人一起克服困难，规划经济资源和照护精力分布，做好家庭分工，而不是轻易放弃，在病人的"畏难"情绪前妥协。事实上，很多病人嘴上说"不想活了"，更像是一种求助信号，他（她）希望家人这时候站出来说："我们好好治疗吧。"这些抱怨更像是试探家人心意。很多病人生病后没有安全感，变得忧虑、自责、不自在，患得患失，他（她）会更需要家人站出来带领他（她），把他（她）拎起来往前走，也会隐隐害怕家人放弃他（她）、嫌弃他（她）。我不觉得这是矫情，这是很多人遇到大困难时的正常应激反应和心理，遇到这种情况，我们也不必捅破这样的"情绪"窗户纸，可以主动、强势些去跟他（她）协商治疗的事。

还有一种情况，就是病人因为治疗过程的痛苦而要求放弃，多数家人此刻都会心软，不想让家人继续受罪。这个时候理智的家属要区分：症状和疾病本身、治疗副作用和治疗效果、治疗过程和治疗结果。举例来说，很多淋巴瘤病人包括我自己，在治疗之前看起来都是一个正常生活的普通人，而治疗开始后化疗带来的副作用确实会改变人的样貌、饮食和睡眠，整个人看起来状态很差。有些不理性的家属就会认为"怎么好好的一个人被治成了这样，还不如不治""一个正常人吃不下去饭了，受这个罪干嘛"等，这些都是错误的观念。在癌症的治疗过程中，药物／外部手段（如放疗）发挥作用时可能有相应的消化道、皮肤反应，难受的状态不是永恒的，这些副作用也是保护性症状的一种，人体也有很强的自我修复能力。事实上，医疗手段只是帮助人体免疫系统对抗疾病，在人体免疫跟不上的时候，它顶上去给人体自身争取恢复的时间。我们要客观区分"体感"和"疾病"本身，感觉舒服不代表身体没事，体感差、副作用大不代表身体情况恶化。我见过病友的一份出院小结，在治疗过程中她实在忍受不了呕吐、头晕、畏寒、无力等常见副作用，坚持签字放弃治疗出院。痛苦固然难忍，但是止吐药、止痛药等辅助药物的存在都会适当缓解副作用，多数人都明白短期痛苦换取长期缓解的道理，家属也要以科学的态度看待这些情况，不要因一时心软顺从了病人，日后后悔。

在医学上，只有首先保证病人活着，才有希望。

在明确了病人想要放弃的原因后，结合医生建议、治疗实际情况、病人真实主观意愿等因素，综合考虑家庭承受能力等方面，再决定是否放弃治疗。验证、了解、权衡的过程固然纠结，但是不要把坚持和放弃当作一念之间的事情。

4. 如何消化家人生病对自己人生的影响？

"你家基因有问题，哪有一家三口人都得癌症的。"

"你基因这么不好，还好没生孩子。"

"你父母都得癌症，家庭负担这么重，谁愿意和你在一起，谁愿意负担这个无底洞。"

想必癌症病人家属们也听过很多类似的话。

伤人，并且把"癌症病人"的标签扩大化，延展了"病耻感"，片面看待癌症的可能性，混淆了"风险"和"疾病实际发生"。

我有一位 29 岁的读者，她和老公结婚 3 年了，看了我的故事后又主动看了些癌症科普资料，在备孕的时候突然想到了老公的癌症家族史，犹豫、害怕了。她告诉我，老公的父母都是由于癌症离世的，而且老公的姑妈也是因为肝癌离世的，加上身边的闺蜜在孕期因癌症流产，让她对怀孕产生了极大的焦虑，觉得老公家的基因有问题，生育的意愿被对癌症的恐惧浇灭了。

还有一位读者是个 20 岁出头的县城老师，这个女孩子在和交往几年的男友谈婚论嫁的时候得知男生是乙肝病毒携带者，男方父母故意隐瞒了这个情况。女方父母无法接受女儿要嫁一个可能罹患肝癌又不诚实的男生，男生觉得"这件事很平常，不必特意说"，女生却纠结于男生的欺骗、不信任、对疾病的恐惧中，情绪滑向了抑郁。

2017 年《科学》杂志发表了一篇研究，研究人员对常见的 32 种癌症的基因突变做风险因素分析，发现最大的风险因素并不是我们所认为的环境和遗传，而是"随机错误"。细胞分裂，染色体复制，复制过程中随机错误累积，这个因素占到了 66%。

很多人错把风险因素、可能因素、相关性当成了实际影响要素、决定因素和必然性，便会对疾病发生的可能性和原因产生认识上的偏差。事实上，很多癌症的发生具有随机性，比如骨癌的基因突变中随机错误占了 99.5%；而我自己所罹患的非霍奇金淋巴瘤，还有脑瘤、前列腺癌等癌症的基因突变中，随机因都占 95% 以上。

所以，当很多人把疾病的发生归因为"祖上不积德""根上有问题""全都会遗传"，不仅偏激，而且愚蠢。

不是所有事情都有明确因果关系的，"随机因素"也是人生所经历的风险因素之一，和天灾人祸一样具有不可抗力，会发生，但是不知道为什么会发生。

所以，当病人家属们遇到偏见、歧视、标签化这些不公正的对待时，不要把中伤放在心上，不是你的错，跟你没关系。社会大众对癌症的认识、对医学概念的体系化认知、对疾病的理解，还有很长的科普之路要走。

不理性，不求知，才偏见。

但是我并不责怪我的两位女性读者，我建议她们去看相关的研究，去学习和了解自己所担心的东西。与其因为无知而焦虑，不如自己去求证。

三、如何跟病人相处？

我公众号后台的读者留言里，家属留言最多的几类问题如下：

（1）我真的很辛苦了，我可不可以跟病人抱怨经济难处、自己的辛苦，让她更体谅自己？

（2）要不要告诉病人疾病实情？

（3）如果病人一意孤行、非常固执，如何劝解和纠正？

（4）我们一家人之间意见不一致，就治疗方案有争执怎么办？谁出钱多听谁的吗?

老实说,这 4 个问题都是非常个人化、仁者见仁智者见智的问题,每个问题都会因为所处立场的不同引发不同观点,而且任何建议都有它的局限性。索性,我们就承认,这些都是要看个例的,别人的建议也要具体情况具体分析,下面我就讲 4 个具体的故事。

1. 从正向表达开始

我两次住院都和一个病友姐姐住在同一个病房,她的化疗方案很复杂,老公舍不得她辛苦,两口子便自驾车从江苏来上海就医,就在医院附近租房子、自己烧饭,每天她老公用轮椅推着她,上厕所也是抱着她去,几乎一步路不让她走。要知道这对夫妇都是 40 多岁的中年人了,从前姐姐在家里做家务、教育孩子,她丈夫在外奔波赚钱,典型的男主外女主内家庭。如今突变之下,她丈夫能做到现在这样的照顾程度是不容易的。有一次我和老唐在病房吵架,被他们夫妇看在眼里,老唐发脾气走出去之后,夫妻俩就和我聊了一会儿,他们表达的核心观点就是:"你老公也是吃着辛苦、怀着委屈和担心照顾你,两个人都没有恶意,就是急脾气,都固执,非要嘴上逞强。"后来这个姐姐也跟我说,她之前治疗的时候丈夫并没现在这么体贴,直到有一次化疗她感染了,差点丧命,吓坏了丈夫。她丈夫那种传统男人的内敛再也绷不住了,嘴上、行动上都流露出极大的不舍,姐姐把他的所有辛苦都看在眼里,记在心里。

越是害怕失去,越是经常不自觉地想象失去对方的模样、对方离开时没有呼吸的模样、抱起尸身还有余温的模样。

其实很多关系是这样的,有些人不善于直抒胸臆的表达,反而会对在意的人说出相反的话,故意逃避和疏远,假装不在意,就像蒙起脸来就不用面对了。这样的表达方式发生在病人和家属之间,很有可能就是病人一边抱怨疼痛,一边尖酸刻薄地数落家属,而他本心其实十分心疼家属的辛苦。而病人家属呢,直面病人的抱怨和刻薄,会觉得很委屈。当病人任性拒绝治疗时,家属也会因为焦急说出"你自己的命你爱要不要""哪个病人像你一样"诸如此类的话。

很多时候,双方宣泄的只是情绪,并不是真心实想的表达,裹挟着误解和不好的感受,听起来就很伤人。

如果家属想扭转这样的沟通局面，不妨首先试图理解病人的心理落差和身体不适，知道病人的很多语言来自于痛苦宣泄，而不是有意把家人当作出气筒。家属不否定他（她）的疼痛，不嫌弃他（她），不把他（她）和别的病人对比。病痛是非常主观的感受，至亲至爱之人否定自己的主观切身感受，对于病人来说是非常难过的事情。

"你太作了""矫情""别人都不痛，就你事多""我都累死了，你就不能让我省点心么""你看不到我为了伺候你变成什么样子了吗"……都是非常刺痛人心的话。两个人如果都选择负向表达的方式，就会因为语言的肤浅而疏远，那么"更爱对方，更担心对方"的内核始终都不为对方明了。

2. 要让病人有知情权

在生死知情权这件事上，我不认可善意的谎言。

虽然影视剧、小说中总有为了保护病人的意志和生存意愿不肯告知病人实情的

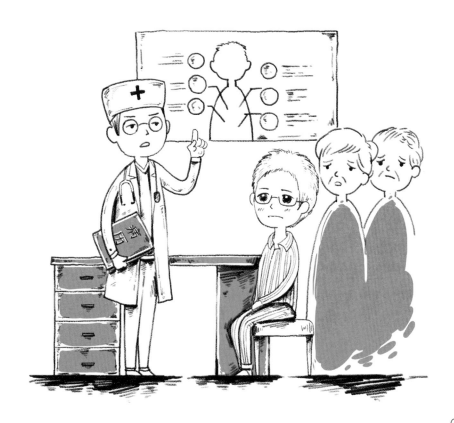

情节，现实生活中医生也更习惯跟家属而不是病人本人沟通病情，这就造成了家属有极大的道德负担：如果我如实告知病人实际情况后，他崩溃了、承受不了了怎么办？他寻短见怎么办？也许我不告诉他，他还会像没事人一样振作地活很久呢？

我承认所有假设的可能性都客观存在，确实有病人接受不了生病现实的案例。

但是每个人都是独立的个体，在抗癌这件事上，你作为家属不是唯一有责任承担一切的人，病人也有义务而且病人是第一义务人，病人也有知情权，进而对自己负责。

你选择哄骗病人安好无事，你就选择了担当大家长，心痛地看着病人以茫然不知的样子经历治疗，而他本人有可能通过更残酷的方式知道真相。

我记得安宁疗护志愿者分享会上的一个故事。一个老人身患癌症后，家人没为他做任何治疗就直接送他到了安宁疗护临终病房，跟他说这里的病房安静，可以好好休息。老人表面上装作不知情，平静地接受一切安排，全家上下父慈子孝。可他是清醒的，在家人走后，他清楚地知道自己得了癌症，家人却不想治疗了，他选择装作不知情、不戳破真相，两相安好；而实际上，老人癌症治疗意义不大，家人觉得与其让他承受痛苦不如选择安静姑息治疗，平静度过最后的日子。双方都以为对方不知情，而老人心里怀着巨大的误解强装坚强，看到同屋的病人过世，"原来家人是送我来死的"，很短的时间老人就郁郁而终了。

医疗知情权、决策权第一权利人是病人本人。他不是无独立民事行为能力的人，他作为一个成年人只有知情、确认，才能可以和你一起抗癌。

以爱之名大包大揽一切，都要以病人知情为前提。

3. 科普只渡有缘人

每次我在公众号写科普文章，都会有读者反馈自家病人，尤其是父母辈病人执着于伪科学，不信任医生，甚至对规范治疗存在敌意，难以规劝。

很多家庭都是这样的。

以我自己家为例，我爸罹患的是直肠癌，在饮食上要非常注意食物的分类和可消化性。可是我爸早年当过兽医，认为自己什么都懂，是听不进去"出院护理事项"的。在上海治疗半年后我送他回老家休养和化疗，结果他回了老家一定要吃长豆角和烙饼，10 月的长豆角已经很老了，很难消化，吃烙饼他也不肯"吃七分饱"，一定要吃光。结果，他一次吃了很多根本不适合他肠道消化能力的食物，然后出现了肠梗阻。虽然直肠癌术后出现肠梗阻是正常的现象，有一定的发生概率，但是如果他遵医嘱，谨慎饮食的话，就可能避免肠梗阻的发生。

消化道癌症是我见过的病症里最痛苦的。因为腹痛真的非常难受，长年累月的不舒服。

我父母缺乏基础教育，更缺乏基本的科学素养和医学常识，但是小城父母又很容易觉得自己"培养了读复旦的女儿"，所以自己更有见识、更懂医学知识，甚至比医生都懂。

久病成医并不是这个意思。

类似的事情还有很多，比如他会在医生明确告诉他要规范服用降糖药来做PET-CT检查的时候，故意停药几天也不告诉我，他认为医生说的不对，就应该血糖高了做检查，其实他根本不了解该检查的技术原理。

自作主张、擅自用药（停药）、不懂装懂、对很多事情一知半解就和专家对质、怀疑医生动机等事情层出不穷。

有限的常识、狭隘的价值观就是很多父母治疗路上自设的路障。

而人是要为自己的固执买单的。

如果我们作为家属平时已经对病人尽可能做了科普讲解，医生也向病人传达了正确的观点和要求，家人亲友中有话语权和影响力的人也劝解过病人，病人仍然油盐不进、固执己见的话，那即便发生了不理想的结果，家属也不要自责。

人在一生中所做的选择就是把自己的认知和价值观变现，人要为自己的选择买单。至亲至爱都无法扭转、叫醒执迷不悟的病人的话，那就放过自己吧，科普只渡有缘人。

4. 病人看病的话语权

我有一位读者是知名大医院的资深护士，她家中 4 个姐妹，母亲年迈体弱，病重后女儿们纷纷出力献策：一个女儿迷信保健品，认为妈妈只有吃了某保健品病才能好；一个女儿认为气功、站桩等养生手段才能让妈妈恢复健康；一个女儿认为要喝黄瓜奶茶才是根本的调理之道。家庭群里的 4 个人每天分享不同的文章链接，主张不同的观点。发生口角时会说："你出钱多你说了算，别人的观点都是错的行了吧！"

目标统一的事情也会因为家人认知水平高低不同而有分歧。有分歧没有问题，自由讨论才能让正反方都互相碰撞，最后得出相对靠谱的认识。但是大多数家庭里，认知单一、逻辑简单的家人更多，无法对一个专业话题充分讨论、达成共识。

这个时候，具体怎么治疗、用什么方案，无论如何要优先信任掌握更多知识优势的专业医生，而不是家属、自家人。

此外，这种没有恶意但是充满偏见的吵架毫无意义，各自应该拿出行之有效的方案，而不是倚老卖老或者一言堂。如果读到这里的你恰好是一名非常固执的中老年读者，我希望你可以听听年轻人的意见，听听医生的意见，我们最终的目的不是为了争夺话语权、赢得口头胜利，而是为了把病人的病治好。

四、如何面对可能的不幸结果？

1. 失去也是你我羁绊的一部分

"我知道这不会是阵痛，痛苦会很长很久，还是希望你在疫情结束之后带着妈妈的骨灰的旅途上，原谅自己、放过自己，阿姨没有吃太多苦，没有感染肺炎、没有被痰淹没的窒息感。这一世，辛苦了。"

我在小柚的微博下留言道。

在妈妈离开的头七，她整个人沉浸在悲愤、怨恨、无助、极度的脆弱当中。

我很理解她的心情。至亲至爱的逝去所带来的悲伤是很多其他情感无法对冲的。

记得爷爷过世后我赶回家守丧，也是哭了很久，脑子里一点念想就会悲伤如潮涌，那时我就没日没夜地看《生活大爆炸》这部美剧，企图用喜剧、代入感对冲掉或者带我暂时逃离悲伤的情感，可是喜剧并没有转移我真正悲伤的内核。

我那个时候年纪还太小，第一次失去至亲至爱，不懂得失去也是人生的一部分。

在我生病的时候《生活大爆炸》更新到了最后一季，我在慢跑机上边走边看。但是看到这个剧的花絮、人物，就有种莫名的悲伤感，就好像，曾经的悲伤感被吸附在一个特定的事物上，它替我保存了一部分感受，看到它时那种感受便会弥漫出来。

好像甲醛吸附剂，吸附到一定量以后，甲醛又会自动释放出来。温度低了，再吸附回去；温度高了，挥发出来。

后来我开始接触安宁疗护，看着别的家庭失去病人，同一个群里的病友离开，我第一个问题总是问"痛不痛"。

失去，本来就是你我羁绊的一部分。

有相遇就有分开，自然而然的分开。

2. 安宁疗护，体面的告别

死亡是随机的，也是确定的，再不舍，也是自然规律。

所以癌症终末期的病人家属找到我的时候，我会问一句他在哪个城市，查一查有没有安宁疗护病房。

公众号后台有个男生给我发了一张他母亲生病后的照片，我点开时吓了一跳，他母亲卵巢癌转移至肾脏、锁骨，而锁骨处的肿瘤是紫绀色的，直径至少有 15 厘米，被皮肤组织包裹着，整个人看起来像生化科幻片里多了一个头的怪物。他简单描述他妈妈过去两年的治疗经过：他妈妈在县城医院确诊了卵巢癌，他在广州工作的弟弟带妈妈去广州治疗，费用主要来源于众筹和亲友借款，但是钱用光后就暂停了化疗，回老家"吃中药调理"，其实就是消极被动地顺应肿瘤持续增长，直到肿瘤压迫脏器导致下半身瘫痪，锁骨处的肿瘤随时有破裂溃烂的可能。他带着极大的遗憾和自责问我还有什么办法。

就像医生在网上回复的那样，"肿瘤破溃后病人很大可能感染死亡"，他妈妈疼痛难忍之下才让家人去医院开止痛药，而不是寻求进一步正规的化疗和放疗，在家被动等待死亡来临。

他妈妈自然是知道疾病的苦楚的，但是更清楚小儿子创业被骗，欠债几十万元，正在向亲友四处借款。

他妈妈自然是忍受不了极度的癌痛的，但是更清楚自己早已出轨有小家的丈夫最近也确诊了癌症，大儿子收入不高，顾不上自己了。她安慰自己和家人说："得这个病就是这个样子的，无论如何都会死的，这都是命，妈妈不怕。"

我问这个男生要他妈妈的病历资料想转给卵巢癌的病友看，他说全家只有广州的弟弟知道妈妈的治疗情况，具体什么病、什么分型、什么方案，他都不太清楚，现在主要是想找止痛的方案。

我听到这里真的不知道说什么了。我不想站在一个道德高地上指责这个男生，指责他为什么不主动了解妈妈的疾病和治疗情况，为什么没有好好规划治疗费用，为什么嫌弃民政救助和医疗补助等官方救助途径麻烦；指责他和家人早早放弃治疗，让妈妈承受这么大的苦痛；指责他连正常均衡的饮食都不给妈妈，只靠几个电话了解妈妈所说的"挺好的，吃得下饭"。

我太理解这种无力感爆棚的困局了。

贫穷的局限性延展到人性的局促里，人就是很难做出更好的选择。

我想来想去，跟他说："也许你和弟弟以后会在自己生重病的时候自责，自责当年草率对待妈妈的疾病，漠视了妈妈的痛苦，觉得很多事本可以做得更好，但是现在，最重要的是让她不那么痛苦地离开。"

让病重的妈妈住进安宁疗护病房，用无上限的止痛药，在昏睡中离去，好好照顾遗体，轻声告别，给她穿她生前最喜欢的衣服，在最后的人生阶段力所能及地实现她的想法，哪怕只是握着手说说话。不喝苦苦的中药、不插管、不电击、

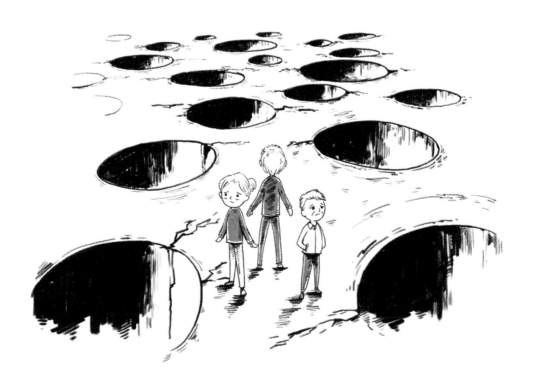

不打肾上腺素、不抢救，就是顺其自然地送走她，哪怕带着无奈和遗憾。

我希望这个男孩在失去的过程中，原谅自己，不要过分自责，以病人的意愿为最大，好好生活，带着她的期许，怀念着她，继续过好自己的人生。

我想这也是人生很多困局的终局，无解，也是一个结果。

读完这一章的病人家属读者可能会感觉自己多少被理解了，不必解释也能被理解了。但是我想说，其实这些道理，这些话，这些感受，所有人都会在自己人生的某个阶段明白的，有人早有人晚，有人选择去琢磨，有人选择回避，有人选择不去觉察，有人选择执念。

我能做的也只是分享自己提前感受到的这些，说一些正确的废话，仅作安慰。

可是人生很多时候不就是这么过来的吗？陪伴可能失去的人会让自己活得更真切，与对方的爱更真切，彼时的恨不那么执着了。

而且，随着医学进步、新药研发上市、科学普及，越来越多的癌症病人都走过了 5 年生存期这个门槛，开始正常生活。

我身边认识的病友里面，好好生活的人远比离开的多，多很多。这背后都是一个个一起努力抗癌的家庭，彼此搀扶，共同收获。

最后，想和一直默默辛苦、偷偷流泪的家属们说，无论如何，都谢谢你们，这一路的陪伴，你们一定很辛苦了。

第 四 章 / 人际关系的重塑 /

亲密关系的背面 —— 婚姻、亲情、友情、自己的人性都有背面，如何看待关系的灰度？

人际关系的重塑

家庭关系
- 父母爱我，但是关心我、在意我的同时，也放大我的痛苦，如何让父母和我一样坚强理性地面对？
- 已有原生家庭之殇在前，生病之后会矛盾放大和愤怨重来？
- 到底什么是为父母计长远，如果真的要早早离开人世，对父母的养育之恩到底是不是亏欠？
- 想早早结束自己的痛苦和为了父母勉强延续自己的生命，如何选择？

恋人关系
- 病榻之上，没有英雄和美人

朋友关系
- 人生阶段切换造成的无法同步是不是疏远？
- 朋友到底是长期的陪伴还是旧时的情义封存心底？
- 对本来的朋友失去倾诉欲是不是疏远？
- 不同人生阶段对朋友的期许和需要不同，到底什么是真朋友，是否要计较对方的反应和付出？

职场关系
- 被工作拒绝的年轻人，要哭回家哭？

医患关系
- 如何成为学习反思型患者？
- 如何看待舆论中的医患关系？
- 关于隐私与被尊重

病友关系
- 如何看待病友群和病友关系？
- 如何看待病友群的"负能量"？

家人·恋人·朋友

一、如何看待亲密关系的背面

人的成熟很多是从认知并理解背面和灰度开始的。

学生时代在考试评分、高考可以改变命运的机制下，"努力"是有肉眼可见的回报的，少年的人生变化简单、逻辑单一、外因很少，核心的亲密关系只是家庭和同学好友的延展，除了"学生"的社会身份外，还没有"谁的儿子""谁的丈夫""谁的父亲""哪个项目的负责人"等更加复杂的标签。所以一个人成为社会人之前，对事物的认知多是非黑即白的，撒谎肯定是错的、抄袭一定是不道德的、孝顺是要卧冰求鲤的，等等。所以"横冲直撞"总是用来形容那些刚离开学校的年轻人。

可是，无论你多少岁，生病这件事作为重大的外力，犹如黑洞吸引光一样的外力，会扭转很多"直线行进"的走向，对亲密关系尤其是。

我们在学生时代对于亲密关系的认知都太"符号化"了，爱情忠贞不渝要如"孔雀东南飞"一样，痛失爱妻也要"十年生死两茫茫，不思量，自难忘"，对很多关系的认知、对亲密的人的认知有些格式化，忽略了具体的人事可能有的"人性的毛边"。

所以在一开始，我就想让大家有个"先小人，后君子"的心理准备，了解可能遇到的共同的关系问题，也知道人性可能如何探底，但始终选择"尊重人性也相信爱"。

"做真我"和面对背面并不冲突。

我总结不尽关系发生变化的所有原因，但多数是因为"贪婪""算计"和"道德失灵"。

婚姻的背面可能更容易急转直下的暴露。毕竟，没有100%光鲜亮丽的婚姻，在婚姻里暴露人性的自私和高光都是正常的。在爱面子的社会语境里，自然是有许多事无法和人分享。很多时候，对伴侣的感情并不是一刀切的是非对错，有怨恨也有不舍，有无法调和的矛盾也有痛惜沉没成本的惯性。很多时候抱怨伴侣不过是找个人一起发泄下出口气，自己也明白，不会改变什么。一方因病发生家庭强弱地位的变化时，难免会失落。敏感归敏感，但是也要警惕如《坡道上的家》（一部日剧）里描绘的一样，伴侣通过打击、挫伤、冷暴力的方式而经常性地否定和控制病人的情绪。

亲情的背面可能稍微好一些，于父母子女的话，最有戏剧冲突的点还是无条件的爱和有成本的付出。很多人立遗嘱安排清楚后事，到底是情义不足还是深谋远虑？

友情的背面多被感慨成"人情冷暖"，两个人交往的基础变化了，彼此在处境上的不对等，付出上的不对等，疾病也并不会让人感同身受。友人们从此过上平行人生，人生不同，很多事也再难认同，也是常态。

除此之外，疾病这一重创也会让人更了解自己，以前总是选择性自大和自信，现在却会回头看，夜深人静失眠的时候不免失落和遗憾。很多事情，"我明白道理，但是做不到"，在知易行难和知耻后勇间摇摆。说到底，人就是很难摆脱惯性，很难破釜沉舟，害怕切换轨道的成本。在身体难受、治疗瓶颈、经济压力之下，也会有对家人及自己大包大揽的匹夫之勇和内心自私想逃避和一走了之的摇摆。

我们到底能接受什么程度的关系的灰度？

二、家庭关系的重塑

这部分我想从自己作为一个上有老下无小的年轻人角度来讨论以下几个问题：

- 父母爱我，关心我、在意我，但是也放大我的痛苦，如何让父母和我一样坚强理性地面对？
- 已有原生家庭之殇在前，如何看待生病之后矛盾放大和愤怨重来？
- 到底什么是为父母计长远，如果真的要早早离开人世，对父母的养育之恩到底是不是亏欠？
- 想早早结束自己的痛苦和为了父母勉强延续自己的生命，如何选择？

1. 父母也许无法做到理性坚强

我生病之初是录了视频告知父母的，也在视频里让老公避重就轻转达了我的情况，由于我初治的半年左右时间里父亲因为直肠癌也在接受化疗和放疗，他们在老家已经分身乏术，自是不方便来上海照顾我。我已经在上海生活了 10 年，东北老家的父母在生活习惯、照顾习惯方面，已经和我有很大不同，还有可能会产生生活矛盾。所以我不上班在家养病，就是公公烧菜给我吃，父母也只是远程联系而已。"关心则切"之外，父母在小城的虚荣心和生活支撑确实被我生病这件事夺走了。作为小城市贫民窟读书出来的凤凰女，我从小成绩好又孝顺乖巧，这么多年支撑着父母在贫寒的生活境遇和疏离的社会关系里脆弱的自尊心。所以我生病不仅意味着他们晚年生活没有保障，更意味着"希望"和"自尊心的根基"都动摇了，甚至，破灭了。

"理性"在于正确认识和理解，"坚强"在于正确应对和解决。他们对这件事的承受能力和理解能力，远远没有达到"坚强理性"。我的父母从来没见过我光头、呕吐、全身浮肿、病恹恹的样子。而且，我也不觉得有必要。

如果只是为了让亲近之人理解自己、感同身受自己的苦楚，却不能为我解决任何问题，只是给远在老家的他们平添烦恼，我觉得这是一种情绪成本的空耗。可以理解他们的担心，但是没必要让大家一起沉浸在长期的、共同的、无能为力的痛苦之中。我预期自己的治疗会有阶段性成果，也没有发生重大事件，所以也就习惯了避重就轻、报喜不报忧的沟通状态，而且竭尽全力保障了他们本来的生活。我的情况不见得适用于所有人，可是有一点我觉得是共通的：不要为了获得理解或者觉得不甘心，就道德绑架家人跟自己一起痛苦。

可能因为我太早经历了父母患癌症，他们在生病过程中都有过很强烈的怨愤感，当别人不理解或产生偏见、歧视的时候，他们会有一种"等你生病你就知道了"的赌气。在家里，自己难受的时候看到家人正常出去游玩、购物、开心，会心理失衡，会有"我这么痛苦你却不能陪我一起痛苦，你怎么配快乐"的偏激想法。只有慢慢克服心态的失衡，才有可能谈"理性"和"坚强"。

受限于教育水平、所处生活环境，父母辈的病人很容易对疾病进行错误归因，否认基因突变、否认不良生活习惯、否认长期对身体的疏于管理，只是按照自己心中积压的怨愤的方向去解读："好人没有好报""我就是因为跟你在一起婚姻不幸福""被你不好好学习气坏的"。

有了这样的偏激心态，病人很难正视自己的疾病。生病，诚然是一种不幸，但绝不是所有生活痛苦和生不逢时的解释出口，也不是要和身边家人一起玉石俱焚的自暴自弃。我一直以来给父母灌输的观念是：人都是会生病的，只要活得够久，都会得癌症，只是我们得病早了些。癌症也不等于立即死亡，很多时候只要我们及时、正确、科学的治疗，是可以长期与癌症共存的。

疾病也是生活的一部分，持续治疗也是一种生活状态。就好像读书的时候总有成绩不理想的科目，难道不去补课选择放弃吗？当然不是，什么差补什么，为了总成绩更好，必须把短板补上，那么生病也只是我们长久生命里阶段性的短板而已。

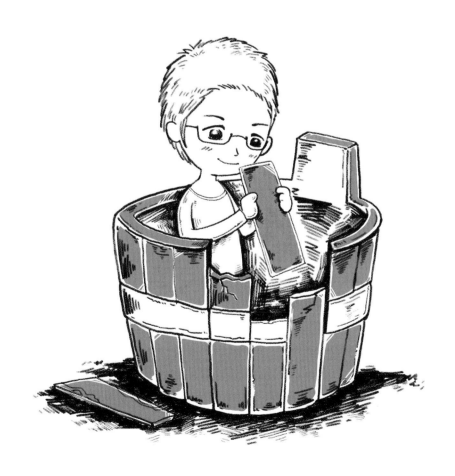

有了这样基本的思路之后，长期的"谣言对抗"任重道远。我不在父母身边，做得并不好，除了日常在家庭群里丢些科普文章外，我无法彻底地把他们从伪科学的混沌中拉出来。当然，这对我来说是不致命的，对于很多其他病人来说是致命的。我的病友里面有两个姐姐是 35 岁以上的一线城市白领，父母来照顾之后，从偷偷往水里撒香灰到认为肉是"发物"不给病人吃肉，奇葩观念不一而足。这些无疑耽误了年轻病友们的治疗，甚至在父母不以为然的状态下，生命如流沙般滑走和消逝。

比起痛斥愚昧、固执、"好心办坏事"的父母可恨可怜，我更主张"远离"。

当一个年轻病人无论如何也无法说服父母陪伴自己科学理性抗癌的时候，我是支持保持亲人间的"边界感"的。自己的命要握在自己手里，不能任由父母的愚昧将自己推向民间疗法、土方、神医、奇异食疗的。普通人只有一世的人生里，没有什么爱和责任可以值得舍弃生命去奉献的，更不要用自己的治疗机会成本去给父母的愚昧买单。只有活下去的人才有机会证明自己正确。

2. 原生家庭之殇卷土重来

一些和父母关系并不融洽，借由求学、工作离开原生家庭的人大概并不想因为生病这件事重新和父母生活在一个屋檐下，他们并不想面对曾经避之不及的矛盾和观念冲突。然而，只身一人或者自己的小家照顾不过来的时候，不得不把父母接过来。

矛盾自然是接踵而至的。

我有一个患肺癌的小姐妹，在北京工作生活，生病之后不得不把父母接过来照顾自己日常起居。可是，父母之前也没有照顾病人的经验，她因手术后胸前插管引流而疼哭了，妈妈却说她"娇气""怎么可能那么疼""现在的年轻人真不能吃苦"；她不方便起身，喝口水妈妈也不给她吸管，让她自己弯着脊背含胸喝水，要知道她刚做过开胸手术啊，而她妈妈认为"以前上山下乡不比这苦多了"。爸爸平时不注意厨房卫生，经常不洗锅，自然是招蟑螂的。她因为接受免疫治疗导致白细胞很低，正是需要吃优质蛋白质和干净饮食的时候，父母完全不顾这些，会觉得她"矫情"。这不是个例，这是很多小城市父母到发达城市照顾年轻癌症子女会出现的问题。

他们不仅对病人的日常生活和护理注意事项不以为然，无法对疾病进行科学理解，还会固执己见、自以为是、拒绝妥协。

互联网时代的资讯发达和效率提升其实把代际差异拉大很多，在父母这代人还停留在"我吃过的盐比你吃过的饭还多"的认识中时，现在的年轻人已经迅速习得了从前需要靠年资、经历才能习得的东西，父母如果没有跟上时代，还觉得自己"什么都懂""可以搞定一切"，很可能就在固执己见下把事情搞砸了。

两代人在看待、解决问题上的差异，再叠加之前原生家庭的矛盾，会让病人在整个治疗过程中对于父母的照顾感受很差。

原生家庭本来的矛盾包括"棍棒之下出孝子"的家庭暴力、绝对的家长权威、过分节俭、道德捆绑、非独生子女的偏心、重男轻女、"养儿防老"的灌输教育、"挫折教育"的硬扛式鞭策，等等，这些可能在子女生病后爆发出来，更有可能让本就脆弱的家庭关系分崩离析。

我无法轻飘飘地说出"原谅吧，毕竟他们是父母呀！""父母再错会错到哪里去呢，虎毒不食子啊！""父母只是因为爱你呀！"这些话，不是所有人都能够放下心结、不去计较的。也不会因为对方的身份是给予自己生命的父母，就忘却了那些根深蒂固的伤害和心理阴影。但是，我希望，如果不得不求助父母，那么暂且放下自己心里的怨怼，把获得照顾作为第一目标，获得"生存利益"作为第一紧急的事情。成为一个索取者，向父母索取照顾和情感价值，优先让自己活下去，才能解决本来的矛盾。努力让自己心里的恨和现实的需求间有条边界，隔离自尊心、保护好自己的脆弱和无能为力，先只做一件事，就是最大化争取自己的"生存利益"。

比"和解"更重要的是"活着"。言语上逞强也不会真的获胜，嘴上服软先获得帮助再说。

3. 为父母计长远

少时父母爱子女，是"为之计长远"，现在父母老去，自己生病，就需要考虑父母的养老送终问题，其实这是有点感伤的。

虽然在成家之后，自己与父母的人生像是分流了一般，看似子女有自己的星辰大海，但在中国这样子女父母并不完全独立分开的社会环境里，自然也要考虑独生子女如果年轻时因大病身故其后父母的养老送终问题。

再遗世独立的年轻人，好像都不太能免俗。

我从确诊开始就已经为父母公婆筹划以后的事宜：我治疗期间他们的生活日常安排，以及我身后他们的生活、就医、死葬安排。

不分享我个人安排的细节，但是考虑的思路可以像我一样关注这几方面：

（1）在我治疗期间保障父母疾病治疗和生活的现金流：用 Excel 整理父母生活支出的类别，比如月度基本生活费、过节费、事项支出、固定医疗耗材支出、医疗费用支出、机动支出等，就像企业人力资源为员工做年度薪资计划一样，包括大概的主要支出。

对每项支出固定的购买路径做参考和财务预算，那么财务预算的依据就是既往数据和未来的增长率、变动因素、通货膨胀因素等。既往数据来源于我一直以来的分类记账习惯，关于"老家"支出项下，大的费用类别和大概的支出总额都有估计，未来的费用支出可以依据两年治疗费用、通货膨胀率（年化 8%）、年增长率为 10% 来初步测算预估每个季度的现金支出。

（2）身后如何保障父母退休金之外的养老金：我的主要诉求是考虑到未来 20 年父母在通货膨胀的环境下，如何有效弥补退休金不够生活的问题。鉴于父母容易被骗且对大笔钱不会理财的情况，会导致现金持续贬值，可以考虑几种形式，一种是保险公司的年金险 / 养老金产品，虽然存在利率倒挂的问题，但是好过父母不当理财和消费，保险中一定的身故责任也不算把钱打水漂；另外一种是遗赠扶养协议，父母在老家亲戚中有没有什么可靠的晚辈可以承担赡养责任，并负责医养死葬，如果有这样可以信赖的人，不妨考虑在公证遗嘱分配后，再行公证遗赠扶养协议，可以将父母所在居委会 / 村委会 / 社区街道等作为见证方，将父母赡养的义务转嫁给可靠的晚辈。当然，以上两种适用于家庭条件一般的家庭，如果有较好的经济条件，可以考虑家族财产信托等财富传承方式，信托收益分配也可以持续地覆盖信托收益权人的现金支出需求。

（3）如何让父母习得安享晚年的能力：在自己 20 多岁的时候要为 50 多岁的父母考虑到接下来二三十年的事情确实有些困难，但是有一点思路很重要，那就是让父母时刻跟紧时代，学会像年轻人一样解决问题。在东北小城的熟人社交环境下，我 19 岁离家上大学后父母就觉得自己是"空巢老人"了，哪怕还在 40 多岁的壮年，他们就拒绝学习和了解新事物了。每每让他们做些脱离一点点舒适圈的事情，他们都要以"以后用不到""又没有年轻人教我""岁数大了没必要学这个"

借口来拒绝，以至于被互联网的发展遗留在原地。越是如此，他们越是无法主动接触和了解新鲜资讯。

每每我让他们办理什么事项，他们都不肯看我发的公众号指南或电话咨询，一定要跑到现场窗口或者找个认识的人询问，在信息获取方式、信息获取效率方面完全没有互联网时代的痕迹。更别说网购、网上办事、生活缴费、网上挂号等可以大幅使生活便捷的方式。在我生病之前，我是可以代劳很多事情的，宁愿自己操心也替他们远程解决很多事务，但是我生病后意识到自己不可能照顾他们一辈子，总要推搡他们开始适应没有我的生活。我开始逐渐训练、逼迫他们学习必备的生活技能，带他们在上海的医院奔波了一个月，教会他们在大城市看病，教会他们如何跟医生沟通自己的病情；手把手教他们学习一些生活软件，反复练习。除此之外，我自己也去读了"老年服务与管理"课程让自己更多地了解养老行业，希望自己有生之年可以给父母选好养老安置的城市、养老院和养老方式。

（4）如何保障老人以后的就医：由于我父母都是癌症病人，失去了投保资格，我为年近70岁的公婆考虑更多的是以后医疗费用支出。如果我不在了，家庭失去一个主要经济来源，那么医疗费用压在老公肩头会更为沉重，所以我需要观察和了解公婆二人的健康风险和发生疾病可能性，做到早发现、早预防、早准备。

通过勾画投保人画像有针对性地对冲集中的风险敞口，我按照这个思路给公婆做保险产品配置和检查安排。我公公67岁，有"三高"（高血压、高血糖、高血脂）；家族性肥胖；身体基础条件好，但是有心血管疾病风险；抽烟喝酒；咽炎；喜欢擅自吃中成药；开车，出行多。我除了盯着他不要经常自己乱服药之外，还要求他每年全面体检两次，每半年复查颈动脉/椎动脉增强CT、上下肢血管B超了解血管斑块变化，服用他汀类药物并每3个月复查肝肾功能，去中西医骨科就诊复查肩周炎和骨质增生等。

我婆婆作为一个65岁的广场舞狂热爱好者，不顾医嘱和关节损伤的风险爱跳舞；不相信保险；但是身体基础条件好，没有什么医疗记录；女性绝经后骨质疏松、钙质流失等问题明显。我除了盯着她不要运动太多，关注运动时是否有神经压迫症状外，还要求她每年全面体检两次，疼痛、麻木症状无缓解的时候做X线/磁共振检查等，了解腰椎、颈椎有无进一步压迫，关注常见女性疾病。老人年纪大了，我并不能考虑到所有的方面，只能希望老龄化社会以后会更完善，将来也许有更好的养老方式。

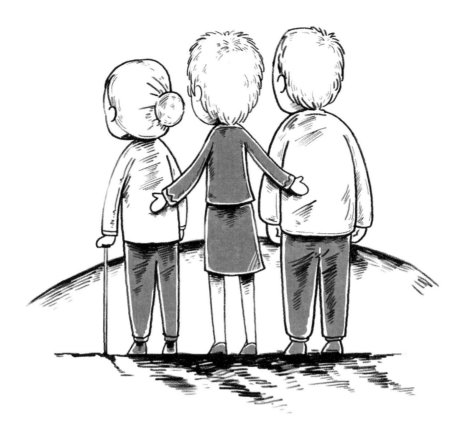

父母子女缘分一世，各自无法负责对方的人生，即便做好了前4点，老实说，在真正撒手的那一刻还是会有"未尽感"。"白发人送黑发人"在哪种文化语境下都会令人很悲伤，年轻的病友，在考虑到最差情况的时候，悲伤之余，可能也要明白，"人在"的时候"能做的都做了"，那么"这一世谢谢你们做我的父母"。

我有一个病友姐姐，治疗非常的复杂不顺利，家人和男友都陪她走到了最后，她最后对男友的话还是"我放心不下我妈"，男友情深义重，在她走后依旧把她的家人当自己的家人，经常去看望老人并帮忙家里的事情，成了女方家半个儿子。我感动于这样的情深义重，却不希望我老公为我做这些，"太沉重了"，我希望爱人在我走了之后不必代替我成为我父母的子女，我希望他继续自己的人生，在死葬和大事上出面就好了，我不指望任何一个男人对我父母做到我那般鞠躬尽瘁。生命逝去，垂垂老矣，都是自然规律，普通人、普通家庭面对这样的大事和变故，都会孤独、痛苦，我能做的只有活着的时候竭尽全力去安排周全。

因为生病而再次交汇的人生，在生命的后期大家能够好好相处，在走后江河分流也不必回头。

我记得曾经看过一个视频，和我同岁且同届的一个上海交大的男孩子身患白血病，接受异体移植后复发了，于是他放弃治疗回到东北老家，他去看望爷爷奶奶时说自己要出国留学，在最后的时间和父母待在家里。他的父母在镜头前勉强讲几句就泪眼婆娑了，我看了也很难过，但还是把视频转发给了我爸妈，不是故意刺激他们，也不是让他们提前悲伤，只是想说"我们终将分开""我们也会这样""这样也很好"。

4. 我不想为了父母再辛苦坚持了

并不是所有人都认同那位放弃治疗的男孩子，虽然从医学角度来说，异体移植治疗后短期复发确实没有什么有效的治疗路径了，甚至很多无谓的抢救是折腾的、痛苦的、没必要的，但还是有人觉得哪怕在重症监护室里多坚持一天也是好的，也给家人多争取了一天，"看到你活着就好了"。

这些人大概自己没生过重病，也无法体察病人的意愿。

我有一个病友是在国外求学的博士，读书期间确诊了白血病，接受异体移植治疗后病情还算稳定。移植几年后因为偶然的一次食物原因导致肠道感染，强烈的排异反应让他痛苦不堪难以坚持，父母却仍旧希望他坚持下去。后来，他选择了自杀。这个消息没有在病友圈大规模传播，也没有引发激烈的讨论，因为大家都能理解他的选择。

只有正在经历痛苦的人才真切地知道那痛苦是有多痛。

"为了谁"而去承受远远可以压垮自己的痛苦，都是不合理的，何况是极端的病痛、无望。

道德绑架和情感挟持都是对病人的二次伤害吧。

我记得我和父母聊起自己以后的结局的时候，我也说过"如果最后医学上确实没有治疗的必要了，或者我自己觉得难以承受痛苦了，请不要逼迫我治疗"。父母还是不理解，觉得我"无论如何都该坚持"。

"无论如何"承受方是谁，谁才是最终的决定者。

不该以爱的名义强迫对方承受不必要的痛苦。

如果是有治疗希望、治疗可行、病人可以耐受的治疗方案，那么医生也会鼓励病人再坚持，但是很多时候，勉强切开气管、上呼吸机、输注营养液的"维持生命状态"又有什么意义呢？为了让家人多看一眼病床上仍在呼吸的自己（很多时候是没有自主呼吸的自己）。"不忍放弃"是一种自私的对亲情"沉没成本"的痛惜吧，选择放弃会让家人觉得"他的生命在我手里溜走""是我拔了管子"，但是身为家人不该为了让自己免于痛苦自责而进一步加重病人的痛苦。

我有一个女性病友读者，她是多发性神经纤维瘤病人，双胞胎弟弟也是，他父亲也是因为同样的疾病离世的。她在接受开颅手术后仍旧存在脊柱内多发肿瘤，偏瘫在床，而弟弟的颅内肿瘤也在长大，母亲一人照顾他们姐弟。她的处境很难，而且因为这种疾病的遗传倾向需要病人放弃繁育后代，所以她的恋人也离开了她。可是她无论多少次想要结束生命，都会因为母亲而坚持下来，她坚持了半年的复健，身边朋友同事都在鼓励、帮助她，她在无数个背光的时刻都为了母亲而咬牙坚持住了。

可是我作为一个旁观者，无论她最终选择放弃还是坚持，我能做的是避免投射自己的判断、避免"亲情绑架"，做不到理解和认同的话，我希望自己不要轻易地评判她。

三、恋人关系的重塑

1. 你当真愿意陪我一起面对吗？

就像我确诊的那个晚上从医院开车回家的路上，我问老唐："你当真愿意陪我一起面对吗？你知道我生病意味着什么吗？"

2018 年我看过一部日剧《无法成为野兽的我们》，每集都有细节让我触动，剧中小晶前男友京谷父母的故事感触尤深。京谷的妈妈千春和爸爸克己相识于海边小城，克己出差离开后时隔很久回来找千春，海边表白后带她去自己的家乡生活。他们养育了两个儿子成人，后来克己车祸后昏迷，千春就一直在家中照顾永远不能醒来的克己，每日喂水、喂饭、清洁擦身，很温柔地对着不会应答的克己，唠唠叨叨讲着生活的细节。后来儿子们让千春把父亲送到医院去，在家里实在是太影响生活了，儿子一家也不能放心出去旅行，千春很伤心但绝不同意。儿子们无法理解母亲的固执，小春对他们说："克己是千春最喜欢的人呀！"

同一个屋檐下尚且没有英雄和美人，病榻之上，彼此欢爱要多持久多美好才能抵得住生活困境对人心智和外貌的消耗。

我大概是因为从小见过一些贫贱夫妻百事哀的样子，所以对无条件的爱和绝不离弃的婚姻没有太多信心。家中宽裕夫妻还可以共渡难关，若本就贫困度日，每一个重病的难关都可能是万劫不复的深渊，更别说长年累月的照顾和家庭重担的转嫁。我记得高中的时候我妈妈在长春的肿瘤医院接受化疗，同病房的都是吉林省内的农村夫妻，对床的阿姨确诊后她丈夫了解了手术和化疗大概的费用后，直接丢下病人回家了，"做个手术就要 4 头奶牛的钱，有这个钱够再娶个老婆了"。另一床病人的丈夫照顾术后的妻子，却与隔壁床照顾姐姐的妹妹"跑了"。其余还和妈妈有联系的病友，10 年过去了，所剩一两人而已，穷人生病不是被病魔消磨，就是被生活消磨罢了。

疾病的残酷之处在于它摧毁了家庭顶梁柱、职场精英、生活小能手、可爱美少女等人设①，还原甚至放大一个人的脆弱、无助、痛苦，更让人失去过往生活轨迹里的价值感，在各种关系中成为需要被耐心开解、仔细照顾的一方。而这些耐心和细心都是陡然加在爱人身上的义务，无论愿不愿意、是否做好准备，爱人都被强加了一个角色，他（她）的人生轨迹可能会随之被改变。

在我生病之前，只听说过中年人患重病后的狼狈现实，自己生病后，才开始了解年轻癌症病人的世界。

我们这些 20 多岁患癌的年轻人，真的无法将患病归因于生活习惯、吃外卖、熬夜、劳累，更多的其实是概率，我们是人群中拥有基因突变＋免疫逃逸的少部分人，根据中国保险大数据，对于一个 28 岁成年女性群体来说，未来 10 年 100 个同龄人当中会有 6 个人逝去，而我们可能不幸就是这 6 个人中的 1 个。

比起爷爷奶奶以及父母相濡以沫几十年，我们处于刚结婚没几年或者正在恋爱中，一起经历过的无非是求学、求职，7 分爱情 2 分亲情 1 分熟悉，并没有几十年的感情基础和生活经验。我们的人生刚开始，正是充满憧憬和希望的时候，你能和我一起承担和面对如此重大的变故吗？

在给出答案之前，我想说，你知道所谓的"一起承担和面对"具体都是什么吗？

---

① 人设：即人物设定，是指公众人物为自己塑造受大众或粉丝欢迎的品格形象；广义上还包括性格、价值观、生活方式、外貌。

　　如果是乳腺癌全切，你曾经抱在怀里的温暖柔软的胸脯会变得空荡荡甚至凹下去一块，我每一次与你赤身相对你都可以看见长长的不对称的瘢痕。

　　如果是直肠癌造瘘，我曾经光滑细腻的肚皮上会有个造口挂着需要每日倾倒清洁的造口袋，冬日里可能会使胶粘不住，在东北 -20℃的天气里造口袋卡口，打开后漏出粪便满身都是，我要狼狈不堪跑回家一个人站在卫生间里冲洗身体，无论怎么清洁洗衣机，你都会闻到洗衣机滚筒里散发的阵阵臭味。

　　如果是肝癌，你可能要看着我纤瘦的四肢，肚子却因腹水高高隆起，双眼眼白都是黄的，整个人久卧病床散发着腥臭味。

　　还可以更具体，我看病需要很多钱，你不仅要开源节流从自己微薄收入里挤出钱来，还要动用父母的积蓄；即便社会资源贫乏也要四处求人；你要从本就紧张且危机重重的工作里厚着脸皮逃离岗位去医院照顾我；你喜欢小孩我却暂时没有身体条件生养，你父母希望你放弃我重新开始一段关系；我可能会在痛苦沮丧时郁郁寡欢每天对你发脾气，你心疼我、照顾我，可你也是人，你的耐心也有限度，你也会累、会生气、会觉得负担沉重，进而会厌弃，会觉得我麻烦。

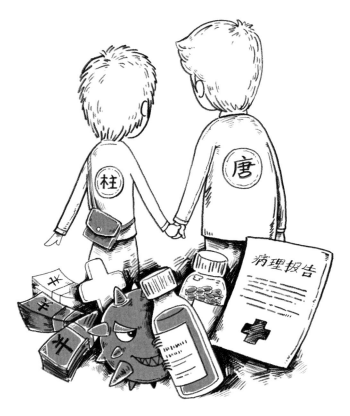

毕竟，你爱我长发及腰，如今我变成了光头上稀疏残存头发茬子的"樱桃小丸子的爷爷"；你爱我盈盈一握的细腰，如今我每日腹胀如鼓；你爱我明眸善睐，如今我眉毛睫毛褪去，眼周色素沉积；你爱我活泼可爱，如今我久卧家中了无生趣；你爱我善解人意，如今我更关注自己没有余力考虑你。

毕竟，曾经一起的几年时间里我们的谈情说爱、吃喝玩乐都是美好的，如今，你当真要陪我一起面对，屎、尿、屁和汗、痰、血吗？

2. 我又凭什么考验你？

任何犹疑、动摇、恐惧，对自己的担心，都是正常的。

管他一日夫妻百日恩，生活重创面前没必要道德上拔高情深义重，也没有必要痛斥凉薄负心。毕竟，成年人的心里有付出的估量和回报的期许。父母手足之外，在明知要和对方共患难之后，去考量成本和后果，去权衡利弊，甚至是无意识的盘算计较，都是人之常情。扪心自问，如果不是我们自己生病，而是对方生病，我们能做到什么程度又能坚持多久？

2018 年 10 月刚刚确诊的时候，我父母第一反应是"你好好看看老唐的表现，这是考验他的机会"。

"不不不，考验什么，为什么要考验他？我又没为他做过什么了不得的事情，凭什么要求他什么。"

第一次化疗出院后居然又查出我患有另一种免疫系统疾病——系统性红斑狼疮，也就是免疫系统紊乱后给了我恶性肿瘤和自体免疫疾病的"双杀"（double kill），那天我独自拎着自己 24 小时的一桶小便一个人去医院送检，然后在门诊大厅呆坐了一个小时消化这件事。

我真觉得自己好麻烦，以后会变成激素胖秃头，有些治疗后遗症会一直伴随着我，在一次次复发后最终无药可治，在这个漫长的过程里我当真要让老唐陪我经历吗？

回到家，老唐得知后也只是顾左右而言他不肯讨论这件事。生病变成不只是我一个人的事情，他的人生也被我推搡了一把。从未经历过亲人生病的老唐，其实比谁都脆弱，于他而言，让他替我做任何治疗决策他都会优柔寡断怕做错耽误了我，以后我们的生活、父母的生活如何安置他比我更手足无措。我不是不敢了解自己疾病进而讳疾忌医的人，也不是沉浸在自己悲伤里忘却责任自卑自怜的人，更不是一定要靠这份爱支撑着才有力量的人，为什么让老唐为我承担那么多？

第二天我在楼道里爬楼梯的时候，看到楼下楼梯间里一地的烟蒂，昨晚老唐大概一个人在这里抽着烟想了很多吧，他的痛苦我没有好好地安慰过，他自己人生的不顺我没有为他做过什么。

长我 10 岁，却远不及我坚强成熟的温柔的胖子啊，可能会偷偷地躲起来心疼我而哭鼻子吧。

我站在一地烟蒂的窗旁，决心从此刻起，不再做被他背在背上的小姑娘，不再回避可能残酷的未来，不再假装活在当下其他不去想，不再让他承担为我决策的道德压力，不再让他每天下班回家看到一个病恹恹的日渐枯槁的我，不再让他在病友群里看到负面的东西就对号入座，不再让他承受任何没必要的抱怨。

3. 我们不妨把一切都讲清楚

亲爱的，我不要你逞强做英雄，我不要你在根本不知道未来会怎样的时候大包大揽负责我的人生，我不要你为了情深义重在以后失去我的人生里时常内疚自责，我不要你花尽最后一分钱后恨自己没能力给我更好的治疗。

让我们像成年人一样，把话说清楚，把账算清楚，把责任划分清楚，把身后规划清楚。

亲眼见过其他病友因意外感染匆匆离世什么都来不及交代的事情之后，我把自己未来可能发生的事情都给老唐描述了一遍，每种情形下需要紧急决策哪些事情，他只要帮我做到什么程度就够了。

比如我不接受有创呼吸机，比如我复发后在什么情况下不再需要给我治疗，比如我身体大概什么状态后不必勉强我继续。

手里剩下的那点钱，我不打算耗尽所有，毕竟，有限的缓解比无限的争取要有意义，设定治疗的最终预算，超过这个数字就不再花钱，把账目和密码留给老唐，在合适的时候上门公证遗嘱，给父母留多少钱，问清楚老唐需要多少钱。给得了一身毛病却没什么保险的老唐研究市场上所有能买的医疗保险险种，根据家里的经济情况给公婆配置好了以后的保险，让他们一家人即便没有我之后也能应对突发的疾病和意外。

　　跟父母交代清楚，治疗方案的确定、是否用自费药、治疗到什么程度都是我自己的选择，以后任何事都不可埋怨老唐一分。

　　和老唐明确我想要的身后事是什么样子的，不要花钱买墓地之类的，按照我的指示执行就好。

　　说这些不是因为悲观留什么遗言，我有很大可能再活十年八年，我只是不想把自己本来的责任转移给爱人，以自己是个病人的名义，逃脱成年人应为自己负的责任。不要因为心疼我，就觉得我不敢了解、研究自己的病症，不要因为会让父母心碎就不去向他们交代他们必须适应的事情。

　　我们不是什么大英雄，我们只是普普通通的小人物，我们的计较和软弱再正常不过，坦然把事情讲清楚，总比蒙上眼睛不去面对给彼此留下烂摊子要好。这个城市里，我们贫穷而平凡，两个人都是从五线城市来上海读书、工作，成为新上海人，我们的人生空间本就逼仄，能让给对方的余地又能有多少？

　　不如我们把一切讲好，这样拥抱时就可以没有任何愤怨和不甘，我不会因病逃避，你也不会因过分牺牲和付出后痛苦又怨恨。

　　我们都珍惜过去和现在积累的每一分好，念着彼此好的样子，相信爱也尊重人性。

　　有一次我看到琦殿的微博中写道："明明有些东西，是朋友或者性伴侣可以分担掉的，可我们为什么想要一个爱人？那只能与爱人分享的东西，是什么呢？"

　　我想，是真正的共情，就是那部分你不需要除他以外的任何人理解的东西。

4. 来日方长，你还爱我吗？

　　可是回首我抗癌的第一年，我和老唐作为夫妻身份面对的不只是要不要分手的问题，还会具体到遗嘱的分配、共同财产的划分、代孕和冻卵的抉择、共同语言减少的疏远冷淡、疾病造成婚姻需求不匹配的一系列问题。老实说，细数心中波澜十万字言不尽。毕竟哪怕所有社会关系都可以有边界感地把控和看淡，面对同床共枕的那个人却始终无法清晰地在自己心里画出一道三八线，总有那么些瞬间，期望和失望沉浮，热泪与冷暴力交织，向心力和疏远并存。不过是曾经耳鬓厮磨的爱意和如今咬牙切齿的恨意此消彼长罢了。

　　如果说刚生病时对方害怕失去我，那么久病之后呢，还能否保持一样的害怕失去而紧张我、在意我？

如果说，漫长的不间断的抗癌生活是用"给自己找意义"对抗"活着的倦怠"，那么我们婚姻和感情的变化就是用"给相守赋予意义"来对抗"婚姻的倦怠"。

事实上生病这件事会把一生婚姻中很多问题浓缩后提前呈现，我也经历了超越年龄的体悟，后来开始明白"喜欢不喜欢，爱不爱，合适不合适，在不在一起，住不住一块，有没有名分，过不过得下去，是七件事"。

我也不再是 20 岁出头的年轻女孩，不再指望只若初见的爱人和一成不变的感情，而是觉得：两个人的关系是个动态变化的过程，如果说生病是个不可抗力，导致合同无法履行，违背了合同双方最开始的订立目的，那么更改履行条件和终止合同都是可以理解的。我不会给婚姻莫名地打上高光，认为一开始的承诺意味着一生的不离不弃和任何境遇下的相爱相守，我更愿意相信两人都是对婚姻、感情、对方有不同的需求和期待的，当这段感情无法满足这样的期待或者需求变化了，那么就不合适了，双方协商同意可以改变这件事。

5. 婚姻的背面可以拿到桌面上讨论吧！

每一种复杂关系都有我们无从得知的背面，婚姻尤其是。

人生很多时候是玩魔方，颜色是打乱的，在扭转的过程中每一面呈现出来的是不同的，每个颜色的权重是不同的。你以为只差一个角而已，换一面，可能根本不是如此。

婚姻中有些大事会打破本来的动态平衡、现世安好，以疾病为例：

如果你重病时日无多，想和前任再圆旧梦，悉心照护爱人几年的伴侣能否接受？

如果你是一位女性病人，结婚二十载夫妻现已少有亲密，老公对你情深义重，砸锅卖铁为你治疗，牺牲一切挽救你的生命，但是他通过发展婚姻外的性关系来释放生理压力，你又能否接受？

如果你是个正值壮年的男性，相恋多年尚未领证结婚的女友临终时唯一的心愿就是你能照顾她父母，给她的父母养老送终，你为她已经穷尽一切了，两人多年来也是实质上的婚姻关系，只是没有履行法律程序，她过世后，你是否愿意继续付出自己的下半生践行你对她的承诺？

如果你人到中年，老婆晚期癌症，没有治愈的希望，你喜欢小孩但是她没能力生养，父母衰老，唯一的心愿就是你有个小孩子，你们两口子仅剩的积蓄可以维持老婆两年的生命也可以选择代孕生一个孩子，如何选择？

这些都不是极端假设和道德观考验题目，这些都是真人真事。

这已经不是单纯地以"爱不爱"来考察人生观正确的问题了。

所以婚姻的背面是什么呢？

是爱和责任的边界。

是独占和成全的取舍。

是无条件的爱和有成本的付出。

是人性高光时刻和至暗时刻的混杂。

就像私聊不能截图曝光，婚姻这样的极致亲密关系在公共视野里也被抹去了背面。

我们只愿意八卦明星婚姻，群情激昂地建立一个"想象共同体"去解读原委；为身边人离婚复合津津乐道，对方抱怨丈夫的小事会记很久，却不愿意在任何社交网络里呈现自己婚姻的任何背面。

可是总有些时候，夜深人静了，自己不得不面对自己的内心时，可能也会感慨：我折腾了一溜十三遭，还是想得到爱。

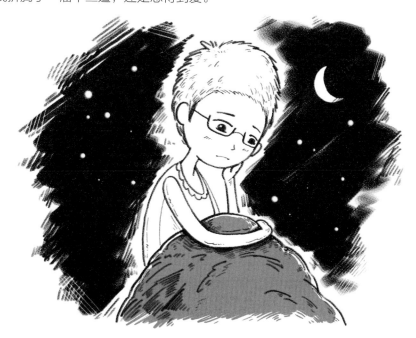

四、朋友关系的重塑

下面会讨论以下 4 个问题：

- 人生阶段切换造成的无法同步是不是疏远？
- 朋友到底是长期的陪伴急我所需还是旧时的情义封存心底？
- 对本来的朋友失去倾诉欲是不是疏远？
- 不同人生阶段对朋友的期许和需要不同，到底什么是真朋友，是否要计较对方的反应和付出？

1."不同步"是不是疏远？

在我生病这一年，大学的好朋友有的生了小孩、有的谈婚论嫁，研究生的好朋友各自遇到了新的感情问题，大家在"人生处境"上不同步了。某种程度上，原有社会关系里的同学、同事这些同龄人都会在 30 岁左右进入人生的一个上升期：婚恋生育、职业进步、买房置业，而我的人生忽然在这个"随大流"的岔路口和别人分流了，像是进入一个运河水坝，停滞了。"不同步"，经历着别人尚未经历也很难共情的人生处境，缺少共同话题，是不是"疏远"呢？

是，也不是。

对于曾经关系浅淡的普通朋友和酒肉朋友，没有共处的、一起分享的场景了，是疏远。对于情意深远、一直占据彼此人生位置的真朋友，虽然大家过着不一样的人生，但彼此心中挂念，不是疏远。

比起很多需要热闹、抱团、聚会的年轻人，我是比较内向、孤僻，更喜欢独处、更在意边界感的人。

我朋友很少，朋友圈只对几个人开放，并且完全可以肆无忌惮、开诚布公地表达自己，是"真朋友圈"。对于我在意的经营的真朋友，都是可以交心的人，并不会因为对方没有实时更新同步大事、嘘寒问暖跟进我的病情而觉得失落、被对方遗忘冷落。

大概我对于热络的关系始终保持冷静克制，所以不会有很强的落差感去唏嘘人情冷暖。即便在生病后被很多人疏远了，在"没有利用价值、来往价值"之后被冷淡对待了，我也不会对对方有不切实际的怨恨。对我来说，你是一个会这样对待我的人，那你就不是我的"真朋友"，自然也不值得我用对真朋友的真心来感到失落和失望；如果我心里深知你不是一个会价值化、利益化、物质化我的人，我也不会看重形式上的往来和言语上的热络。

哪怕有这段不同的经历，我们每个人也都在各自好好生活。在我生病的时间里，我的朋友们也和我一样，像抽中了不同的密室游戏，我们在经历不同的险象环生，不同的变化和成长，我们也都在探索自己的边界、认清自己的局限性、习得解决问题的能力和勇气。

用我喜欢的一个博主的话来总结——"病人如此，病愈的人如此，健康人亦如此"。

2. 什么是"真朋友"？

在我们病人以为与世隔绝的时间里，所有人只要活着，都在吃喝拉撒睡。专属于疾病的那一份身体感受也许朋友们不知道，但是他们所经历的职场瓶颈、育儿焦躁、亚健康担忧，我们也不该轻视。

所以与其说到底什么是真朋友，"久处陪伴"还是"情义永存"？看起来是自己评价他人是不是好朋友的标准，实质上是我们自己是什么样的人、我们想与外界的人建立什么样的联系、我们如何看待自己的价值的问题。

如果我们自己是一个内心充盈、独处有趣、愿意独自行动的人，那成年人各自忙碌的生活里"陪伴"是稀少的，碰面不容易，也并不影响我们的关系，那么我就不需要像初中女生一样手拉手日常生活交织；如果我们自己是自我缺失的，需要从属于一个群体、被贴一个标签、通过热络感到安全，那么与外界的联系可能是我们安全感的来源，维持如此高耗能的关系、在治疗期间高质量的陪伴对任何需要养家糊口的普通人来说都是沉重的付出，如果所求是这样的关系，那么也要认识到对方做到这种程度不是"应当应分"的。

最后讨论的是，"真朋友"也是一个"如何看待自己的价值感的问题"，我们需不需要身边的朋友通过直抒胸臆的爱意来证明我们被爱着。于我个人而言，这个世界上有理解我、完全接纳我、可以交付自己的人，当然是幸运的事，爱和理解的确赋予了一部分活着的意义，可是不见得是我最执念的事情。如果我不执着于为人所爱，像很多孤独的艺术家和作家一样，在潦倒濒死时身边一个人没有，也不太会觉得自己没有"价值感",也不会否认那些曾在艺术认知和思想交流上惺惺相惜的人不是"真朋友"。

事实上,我认为朋友关系的"灰度认知"本来就是对自己内心真正渴求和自我认知的延展。本质上,我们和身边的朋友都是一局牌的玩家,我们抓到不同的牌,不同的打法让我们侧面观察到自己的局面,不同程度上印证我们手里的牌,这不是博弈,这是无数个可能的自己在通过反思和交互来深化认知。

想起哈罗德·布鲁姆在《如何读,为何读》中的话,"我们读书不仅因为我们不能认识足够多的人,而且因为友谊是如此脆弱,如此容易缩减或消失,容易受时间、空间、不完美的同情和家庭生活及感情生活种种不如意事情的打击。最好是把善于读书当成一种隐形的原则:最终,当你的自我完全铸就时,就不再需要方法了,而只有你自己。"在家养病的日子里,所有的沉淀和思考,也是自我铸就。

3."倾诉欲"失语者

认识我的读者都觉得我公众号文章很长、微博很长,啰唆又话痨,一定是个倾诉欲爆棚的人。其实私下里,我每天大多数时间都是独处的,说话对我来说是一个过于消耗精力、体力的事情,我常常忘记回复微信消息,甚至会让人感觉到疏远、冷淡和不礼貌。

所以 99% 的时候当朋友、同学、同事、认识的人问我"最近怎么样"这个问题时,我都回答说"还好",简短之外似乎都没有补充信息的必要,让人觉得疏远。尤其是治疗进展、疾病变化、事务性的描述,我会懒得一遍遍复述,就像每次媒体采访都问我同样的问题了解我的确诊经历,我只想写一篇回答,而不是一遍遍重复回答。但是对于想了解我感受、想听我认真分享近况的好朋友来说,这是"不把他们当朋友",这是"不尊重对方关切的心意",这是"你都不把我当知心人了""我还不如你的读者和网友了吗?"。

说得对。

甚至很多时候,同样的话能够被面对面讲出来,就是不一样层次的诚意。

我大学最好的朋友在我生病那一年刚刚生了小孩,在养育孩子最辛苦的第一年,还经历了换工作、家人生病、投资失败等大事,焦头烂额时她没有和我抱怨倾诉,觉得我已经生病不容易了。她觉得"跟你的事情比起来我的事情都不值一提吧""在你眼里你会觉得我矫情吧""我的小事可以自己解决,就不麻烦你了"。可是我知道虽然工作几年了她还是个小姑娘,很多事也是第一次做、第一次承担和面对,她肯定是难受的,独自忍受了很多倾诉欲。而我也是心疼她养育孩子的辛苦,没有事无巨细地跟她同步我周折的治疗过程,甚至每次聊天都以我点到为止的总结"对不起,我不想跟你倾倒负能量"为理由,克制自己向她传递负面情绪,克制分享自己身心俱疲的经历。有一天,她问我:"从什么时候开始我还不如你的读者和网友了?"

是啊,她觉得公众号和微博这种对外营业的形式上的我不是真的我,她想见到我更隐私、更真实、更独有的一面,而不是所有人都看得到的一面。

她想知道我在门诊等 7 个小时的真实经历,而不是一个 3 分钟总结过程的视频博客(vlog)。

我却慌不择言地告诉她:"我觉得很多事情我说了你也可能不理解,所以我就极度疲惫地失去了倾诉欲。"

然后我们吵架了,彼此说了很多刺痛对方的话,她说:"你都没生过孩子,怎么知道我养育的辛苦?"在我正在苦苦就医探索冻卵冻胚胎的时候,这句话真的是一招致命。

虽然第二天两个人冷静下来就和好了,也选择不去计较那些彼此伤害的话,可是,"倾诉欲"的丧失是我不得不面对的事情。

后来我会及时回复她的消息,跟她说一些大事的进展,直到有一天她很崩溃地跟我说,一直帮她带宝宝的妈妈腰不好需要在老家休息,一起分担照顾任务的婆婆突然罹患早期口腔上颚癌。虽然两个老人的病不重,但是在她换工作之际忽然没有人带宝宝了,她陷入了极度的无能为力和脆弱无助里,然后跟我说:"我忽然理解了,在极度的脆弱里是没有倾诉欲的。"因为倾诉也不见得能被对方理解、倾诉也很累、倾诉也解决不了问题、就算倾诉的回应是安慰仍不能解决什么问题。倾诉就像不断描摹和强化自己的伤口,只是为了让对方知道伤口的样子。

在那个时刻,我不是欣慰她终于理解了我的感受,我是真切地心疼她。

失去倾诉欲是一种多么无能为力的痛苦呀。

我们都知道很多事跟对方说了也不解决问题,可是为什么还要重复一遍废话呢?因为很多亲密关系就是建立在分享这些废话、代入这些无奈的场景的。在我独自一个人饿着肚子在专家门诊等六七个小时的时候,有个人询问"前面还有几个人？""医生刚刚说什么？"是不是对彼此来说都有意义呢？对我来说，有个人时时刻刻把我放在心上，虽然没能陪我，但是在意我、关心我，对于对方来说，我给了他远程关心我、参与陪我就医、表达自己关切的机会。

所以，我希望自己在至亲至爱面前，偶尔不那么冷淡，可以温柔耐心地倾诉自己。

4. 发现彼此的真朋友

我发现一个很有意思的现象是，很多女性生病后会第一时间在意前男友这种旧爱的反应，会去确认对方是不是依旧担心自己、害怕失去自己。我也不例外，我只在意一个前任的反应，他是唯一一个分手后还能和我做好朋友的男生，我称呼他为"木头哥"。

虽然我生病之前也和他以及我们共同的好朋友"石头哥"在一个群里每天联系，但是生病后会格外在意他是不是更关心我一些。就好像，"能被旧爱放在心头证明自己真正活过"，抑或是"有此挚爱，人间才值得"。

后来我发现这是一种执念，对方有一分在意还是十分在意又能怎么样呢？作为曾经最爱的男孩子，现在他留在我的生活里当我的好朋友，依旧倾听、分享日常，理解我、肯定我、认可我，只是超越男女那层性吸引的关系，也是很好的事情。

木头哥是我爱过的男孩子里最内敛的一个，他对感情的表达总是木讷的、内向的，但他又是一个内在极度有趣、总是对各种事物表现出极大兴趣的人，我们在一起的时候，争执的都还是年轻人的情来爱去和付出的多少，在 30 岁这个年龄，我们不再在意谈及这些了。

木头哥从我爱得轰轰烈烈的那个人，变成了一个可以在智识上和我互相启发、沟通的人。

在很多事情上，我独自工作时会沮丧，我会问他一篇文章写得有什么问题，就一件事问他的旁观看法，问他一些中肯的评价，和他聊人生价值、人生选择。他陪伴并见证了我 10 年的成长和变化，也了然我的少年时代、我的性格发展、我的局限性和情绪化，我们互相影响，我从他那里获得了真正能够支撑自己人生的筹码。

所以啊，他是让我发现自己的人呀。

所以为什么还要去确认心意呢？

又有什么必要去一字一句地问他："你怎么不关心我，你害怕失去我吗？"

成年人对爱的理解不该再局限于直白的平铺直叙的语言了。

我从你身上获得的东西，让我身体温暖、心里轻快、脑中明亮，还要锱铢必较什么呢？

我希望自己能够做到和朋友们这样走完余生：不去追溯过去，不去担心未来的因果，只是好好享受现在，只是享受当前的每一分好，当一天和尚撞一天钟，和身边的人正常相处，也是我们留在这个世界上美好的羁绊。

引用《漫长的告别》里的那句：每次告别，都是死亡一点点。

佳期再难得，所以现在，每时每刻，都要好好爱你。

第二节　职场关系

一、被工作拒绝的年轻人

在选拔教育机制下，很多人从小到大都是在竞争中一路走来，只是"争取""努力"和"得到"，从未经历过"被剥夺"和"失去"。

对于那些看重工作、追求职业成就的事业型年轻癌症病人，尤其是。

"一只鲳鱼"是北京一家拟 IPO[①] 公司的 CFO[②]，在他确诊晚期肺癌后，公司要求他主动离职。理论上，在重大疾病两年特殊医疗期间，用人单位并不能强制解除劳动合同。可对于公司职员每年变动率高达 50% 以上、雇用专业律师专门对付公司拟离职员工的用人单位来说，这从来不是一个法律问题。

他确诊时医生预估的一年生存期到了，他还在治疗中，拼命抓住延续生命的希望。可是濒临失业、积蓄见底的处境让他不得不同时为生计焦虑。

---

① IPO：initial public offering，首次公开募股。

② CFO：chief financial officer，首席财务官。

离开现在逼他离职的公司，他在同一个行业内很难再就业。

背景调查那么容易。

从头再来那么艰难。

"一只海星"是一家国有银行的员工，23 岁时被确诊卵巢癌后，被单位告知以她的工龄只有 3 个月医疗期。她为了保住工作，仅在专家门诊奔波了一个多月，不敢请长病假，放弃了手术和规范化疗的机会。重返岗位，两年后癌症复发了。

牺牲治疗机会保住的工作并没有那么如意。银行的薪资绩效考核体系不会为一个普通小员工改变，她的薪资也在当年被调整。

没有工作就没有"五险一金"。

"保命最重要"，癌症病人的世界里从来不只有"保命"这一个烦恼。

"一只蟹子"是一家大国企的中层干部，名校毕业，年轻有为，在出差途中发病被送急诊发现癌症之前，她是多个部门争抢、被领导重用的骁勇女强人。在住院期间，同事们也都送来了温暖和关心。然而，这期间也有职场宿敌告诉领导"她其实心怀不满，诬告领导贪污腐败"。无中生有容易，她回到职场却百口莫辩。被打上了"生病"这个标签，没有部门再接受她，同一个部门的领导也只会针对她让她走人。

十年摸爬滚打没叫过苦，被当作"职场废人"击垮了她。

被突击赶出公司的职员，被律师现身赶人的资深员工，为劳动仲裁奔走哭告无门的"北漂"，被剥夺一切培训、开会机会完全边缘化的中层干部，被替代岗位受尽白眼的年轻妈妈……这些故事可以一直讲下去。

比起失去工作，最让人受伤的是毫无过错却因病就被剥夺平等对待、无歧视的工作机会。

可是啊，很多年轻癌症病人历经千辛万苦的治疗，就是为了能够活下来继续正常地工作，养活自己、安身立命和照顾家庭。

二、工作从来不只是工作，人生少有选择

对于大多数普通家庭的年轻人来说，工作从来不只是工作，工作等于住的房子、父母的医疗、孩子的教育、自己的社会价值。

对于大多数需要营利的企业来说，岗位就是岗位，能者上弱者下，不能花钱白养个麻烦的人。

对于大多数需要对上交代对下管理的领导来说，情分和仁义也是亲自承担的，现实的困难摆在那里，照顾终归局促。

普通的员工，从来不是公司不可或缺的人，在遭遇重大变故时连体力、脑力这样的基础劳动力都不能付出的时候，没有任何议价能力。

重大疾病造成的失业无收入、治疗成本高的问题本来就是靠家庭和亲近社交关系消化，企业没有义务代为负担。

可是啊，人和工作的关系又不完全是萝卜和坑的关系，不以"社会价值""理想万岁""公司需要我"来价值驱动，多少人会按捺不住辞职八百次的冲动。谁不想要被需要、被认同呢？

我这几年，也是一直从抱怨工作和末班地铁痛哭自己是废物中过来的。我从来不是那种优秀到发光、勤奋聪明到样样拔尖的人。我从学生时代实习开始，就是在这类人身后"知耻而后勇"的人。

读研究生时我在一家真正的"理想律所"（dream firm）美资律师事务所实习，有一天周末加班，一个人在办公室，因为个人感情、家庭压力和对自己工作能力不足而沮丧，大哭。在那间可以看到外滩全景的办公室，我从下午一直哭到外滩亮灯。工作做不完，只能擦干眼泪继续干活，做到灯灭时，也终于明白：我这样的普通人，要接受自己的平庸，要明白人生的烦恼就在那里，再怎么哭、怎么抱怨，不减一分。发泄情绪除了浪费时间，真的没什么用。

那天以后，我再也没有在手头工作没做完的时候放开情绪。事情都没做好，没脸哭，把眼泪憋回去。所以这次意外的大病于我来说也一样。

在那份长期实习工作里，我还遇到一个经常点醒我的女律师，她在我觉得自己蠢笨想放弃做律师的时候对我说："你不要以为自己有很多选择，人生其实选择很少的，不是你选择了这份工作，是这份工作选择了你，现在所有的辛苦、痛苦都是要你自己承受的。"

至今想来，都觉得这句话很有道理，"人生其实选择很少的"，如果真的有很多同等成本的选择，谁会一边抱怨工作一边硬着头皮加班熬夜呢。

三、要哭回家哭，谁不是咽玻璃碴

"一只蟹子"出院后硬着头皮回到自己岗位的时候，在被领导针对、同事冷落的聚餐上，说着感谢大家照顾的话，实在控制不住哭了出来。大家一边安慰着她，一边说："你怎么这么自私呀，你这一哭，别人怎么吃饭？"

我真的很理解她。被房贷、车贷、孩子上学压得喘不上气来，老公对她说："不要庸人自扰想太多，大不了辞职。"她自己奔走医院战战兢兢地寻医问药，对着帮忙照顾孩子的父母，对着界限分明的同事，都不能松口气抱怨。在最不该哭的场合，忍不住委屈，哭了出来。

给她做妻子、做母亲、做女儿、做自己最大底气的工作，终究还是要保不住了。十年的奋斗，十年的认同，都要归零。

没有谁真的容易。

职场的仁义，也是用三分，感恩戴德五分，始终不能用尽。

"一只鲳鱼"后来不停地在找医疗行业的工作，面试到最后一关，当过医生的面试官看到他脸上服用靶向药物而出现的药疹时，直接拒绝了他。生了一场病，他的工作能力、工作态度都没变，但是在用人单位眼里，同样的钱或者更少的钱为什么要给一个"劳动力价值不稳定"的人呢。他还在不断地投简历，可是到了背景调查环节就凉了。

1998年东北国企员工大批下岗的时候，我才上小学。我父母也下岗了，两个人的人生从此停滞了，再没有起承转合，只有一路落落落。

下海谋生的人是少数，大多数人在国营经济坍塌、私营经济寥寥的小城里，辛苦谋生，有本钱就开店，没本钱就卖苦力。

为了养家糊口，那批下岗工人真的是破釜沉舟。

那份破釜沉舟的勇气支撑了一代人。放下自尊心、放弃健康、放下道德洁癖和清高心性，所有的不甘、眼泪、委屈、无助通通咽下去，就像玻璃碴儿划破嗓子和气管，连倾诉欲都丧失了。沉默不语地活下来。

时代背景的变化，普通人如蚍蜉撼树般无力，个人命运沉沉浮浮没有公平可言。

对于年轻的病人，被基因突变选中，经历劫难种种，谁都没有错，也没有是非可言。

四、我知道我们能做的很少

小花在 2016 年哺乳期被确诊乳腺癌后，经过一段时间的治疗回去上班了，虽然公司动了开掉她的念头，但是她好说歹说跟公司表态"绝不会搞事"，也主动提出按照兼职每周两天半来签一年期的劳动合同。尔后三年间小花又复发了两次，但是好在乳腺癌药物和治疗方案选择很多，她经常边治疗边上班。

我有时会问她回归职场的心情，她会向我倾诉烦恼和担忧，对我说"如果你回去上班，你就想清楚，你的目标需求在哪里，其他的不要在乎了""职场就是要抱团的，自己的内心需求不要外求"。但是知易行难，明白所有道理，她依旧会在同事没叫她一起吃午饭的时候感觉有点失落，逐渐地，更加感觉无法融入同事的圈子，很多时候他们聊天的内容她都是插不上话的。虽然大多数人都是善意的，甚至是没有任何额外看法的，但是她还是实实在在地感觉到了自己和原来同事之间有条线，是彼此的冷漠、疏离、格格不入。于是有天晚上很晚了她跟我说，如果公司今年不跟她续约，她就不工作了，但也隐隐担心以后复发的治疗成本，断然是没有勇气主动辞职的。她好像就是怀着期待、冷静地等待着公司不再需要她的任何价值时，自然而然地、心照不宣地解约，自己也能心安理得地接受和逃避。

我还认识一个 20 岁出头就因为肾衰竭做过肾移植的病友，他之前刚从国外回来，也算个小海龟。但找工作的时候他只能把生病的空白时间段遮掩过去，所幸不用伪造体检表就进了现在的公司。很长时间他不敢和以前的朋友联系，也不敢在朋友圈发表什么观点，就是怕以后真的要找工作时会被调查发现是个肾移植病人。他说："有时候我也想做点什么，所谓的改变点什么，希望以后社会环境对慢性病病人以及我们这些在复发边缘的人多一点宽容。但我还是退缩了，努力求稳伪装成一个健康的普通人做一些朝九晚五普通的工作，最大的愿望就是能不生病连续干 15 年，提前退休回老家领养老金，哈哈哈。"虽然外表看起来他像个正常人，但是内心深处每天都会惶惶不安，因为不知道新的肾什么时候会罢工，那种不确定的重大风险总让人惶恐。

所以本来纯粹的雇佣、合作、专业的职场关系，变得多了一项软性的心理因素。对于疾病的标签不贴不是，贴了也不是，总有一点难以言明的尴尬在里面。普通人，绝大多数普通人，都会有难言之隐，对于只是打份工的白领来说，折叠的自尊心和玻璃心无法支撑正面回应、不卑不亢抗争、代表群体向社会发声的勇气。

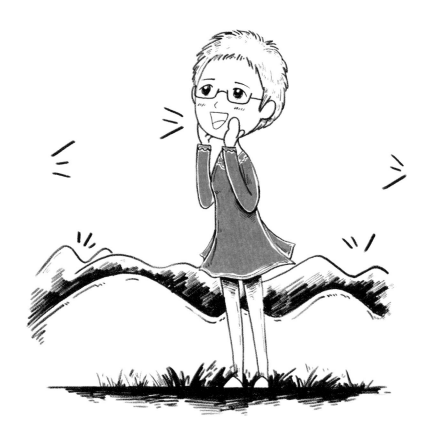

客观地说，除非不同病种、不同个体情况能够得到进一步区分细化认知，而不是笼统"谈癌色变"的认知，或者医学使得癌症治疗、中位生存率得到极大的突破性进展，使得每年新增几百万的病人群体，整体生存期延长，多数人做到"带癌生存"能改变社会认知，进而推动职场关系认知变革，否则在现阶段接纳病人再就业是一件比较难的事情。

一个人向一处山谷发声，有声音的蛐蛐听到了会回应。

五、我也是在对自己说

如果说普通人的人生总有一天要学会面对"失去"和"变化"，那这一天就是今天。能自主创业不打工的，就力所能及地养活自己，不必抬头不见低头见地受制于人已是幸运。能保住工作打份工的，就揉碎玻璃心自己咽下去，为了多吃一口救命药接受现状，至少不要在职场不甘心而抱怨。保不住工作从头再来的，就是要付出很多努力、遭遇更多挫折，为了交上"五险一金"就只能硬着头皮来。没机会从头再工作的，只争朝夕地安排好能做的一切，接受自己被切换到职场人生停滞的平行时空。

但是，我想说，病友群体里还是有很多人在治疗后恢复正常的工作，也有很多很好的用人单位没有做出任何职场歧视的决定。

如果所有的年轻癌症病人返回职场的时候，都能够力所能及地做好分内的事情，不因被关照而有恃无恐，不因受委屈而失态，是不是能稍微减少些职场的无差别歧视？

这份体面不是矫情、造作，而是为了给我们的就业环境一个改善的机会。在就业歧视完全消除之前，我们能做的不多，通过法律手段保护自己权益之外，不卑不亢地做一个专业的员工，就是为后人铺路了。

2019 年 3 月我刚刚结疗的时候，同事和我一起去母婴店给她儿子买尿布，我试探性地提及了回去工作后岗位调整的事情，她无心地说道："就算别人根本没有歧视的意思，你也会有低落的感觉。"这句话我记了很久，我渐渐明白，其实我应该去正视变化了的、"回不到过去"的处境，哪怕是为了活着，也该给自己的选择、处境一个合理化的解释，而不是自己对自己的生活处境都难以解释，自怨自艾追悔过去。

如果在我的职场处境里，我确实不符合公司和领导整体的管理计划与工作安排了，也应该接受这样的结果，做好自己的分内事，不去逞强而让所有人产生那种无处安放的尴尬。再者说，如果内心真正渴求的职业生涯结束了，打这份工只是为了养家糊口，就该学会接受这样的定位，也许还能探索出本职工作以外的东西。就算没有任何工作以外的成就，那么，可不可以把活着、有质量地活着、再多呼吸一天当作一件重要的、需要经营的、像工作一样值得专业对待的事情。

每个人都认为自己的痛苦是最大的，可是，我觉得，我们在接纳自己痛苦的同时，也不要忽略了自己破釜沉舟的勇气和推倒重来的能力。

| 第三节 | 医患关系 – 学习反思型患者 |

魔都^① "拎不清"^② 就医行为大赏

我就医一年多以来干了不知多少件"拎不清"的事情，于是决定把自己亲身经历的各种就医当中值得"有则改之，无则加勉"的事写下来，大家以后遇到也可以多个维度看待类似的事情。

先来说说我见过的"拎不清"行为，后面再反思自己。

一、宽以待己、严于律人型

看病是一件极其反映一个人处事方式的事情。

我经常看到一类人，在诊区门口焦躁地踱步，嘀咕着"这医生怎么看病这么慢""前面的病人怎么回事还没看完"，轮到自己看病时半天讲不清楚病情，出门就吐槽医生："这就是个庸医，三两句话把我打发了，根本什么也没看，就这么点时间够搞懂什么。"

还有几种典型：

1. 只想于己方便、不考虑与人方便

有的人从来没有整理和保存过报告，就医面诊时全凭一张嘴说"以前做过XXX检查"，医生在没有任何纸面的明确的诊疗依据情况下，多加询问便被质疑水平不够；再开检查单，就被指责"为了赚钱，乱开检查"。或者在线上平台及微信上，给医生发面目模糊、光线昏暗、歪歪扭扭、字迹不清、难以辨认的一堆检查报告，问医生"自己病情严不严重"，医生连看清楚都实现不了，还要理顺时间顺序、

---

① 魔都：指上海。

② 拎不清：又称"拎勿清"，宁波、上海一带方言，形容一个人做事没有条理，弄不清形势。

检查顺序、诊疗思路，等等。医生回复少了，病人觉得被怠慢和漠视；医生进一步索要资料，病人觉得"我都提供了，你还要啥啊？你怎么还不能给我诊断？"

2. 阅读障碍

有的人出院时从不看出院小结上的医嘱、护理方法等，一定要医生亲自当面再说一遍；在门诊就诊时，从病房拿好药后，有明确的处方单告知服用剂量和频次，也一定要返诊室找医生清点一遍。他们从不看医院的指示牌和告知单，不听广播通知。

有一次我在门诊候诊，有一大家子人蹲在诊室门口骂医生"上班溜了，等一天也不叫我看"，等等。我搭腔问他们："诊区签到了吗？"对方马上愣住了，说："我又不知道要签到。"可是诊区的喇叭一直在循环播报签到的规则，诊区到处都贴着"诊区签到"的告知，有些人就是习惯性地觉得应该有人主动地给他们讲一遍才对。

还有我经常去护理输液港看到很多人反复揪住医生和护士问护理细节，可是，诊区座位对面明明就是一面墙的《护理须知》《注意事项》《维护流程》。

3. 强人所难、不遵守规则

在"便民服务中心"问诊处让分诊护士盖异地医疗保险的章，在 MRI 预约登记处预约 B 超检查时间，在系统自动分配检查时间时要求医生开出符合他时间需求的单子，有些病人不考虑对方职责权限，遭到拒绝就直接给对方扣帽子——"你什么态度！""为什么不帮我办？"

最让我瞠目结舌的是，有一次我在长海医院急诊抽血，有个军人专窗人少，几个醉醺醺的东北人在这个窗口大闹，不肯像我一样在普通窗口排队 5 分钟，"不是军人怎么了，我没给国家纳税吗？瞧不起人吗？什么东西！""不是军人就不给看病吗？我都要死了！"然后歪到一边抱着垃圾桶吐。

二、缺乏共情能力型

有些人，自己作为病人或家属总是要求额外照顾，却很少对同病相怜的人有共情心。

2018 年 8 月我在肿瘤医院特需门诊候诊，雨天很闷，特需诊区人满为患。医院为病人摆放在诊室门口的座椅总被一群家属占据。一人看病带 4 个家属可以，家属轮流坐下休息也可以，我无法理解的是，明知治疗中的淋巴瘤病人体力很差，站一个小时肯定是站不住的，这些家属占了一排 4 人位置打游戏，全然不顾旁边的病人累得蹲在地上。

还有那种只顾自己舒服侵占专属座位的人。长海医院的脊柱专病门诊给不方便坐很硬的诊区金属座椅的病人准备了一排有柔软靠垫的高脚凳子，有一天我陪老人去这个诊区，发现坐在这些座位上玩手机的人并不是脊柱病病人，真正的脊柱病病人坐不得低矮的金属座椅，只得站着。

还有几种住院就会遇到的典型病人：

1. 把医院当酒店，把护士当服务员

女病人如果住过男女混住的多人病房，就会知道上厕所是一件多么糟心的事，因为有的病人和家属会不敲门直接推开厕所门，所以我每次一个人住院的时候都被上厕所的恐惧所支配。

还有一些病房的常客，经常觉得自己被疏忽对待，比如我总遇见的一个大叔，有一次床角有一处不好用了，他让护士报修，护士小姑娘帮他报修了，但是修理团队并不能随叫随到，到下午还没来。大叔就怒了，反复揪着这个护士问怎么回事，护士正忙得人仰马翻，回复了几次"在催了"，大叔觉得护士态度有问题就破口大骂，只要进来一个护士就要揪住人家痛骂一次，大叔一定要投诉要求对方赔礼道歉。

2. 我的事情最重要，我的感受最重要

住院等报告结果是非常煎熬的事情，医生都可以理解，但是有的病人和家属，在医生已经明确 3 次以上告知其结果出来的时间后，仍然全程贴身盯着医生，让医生无法处理别的事情。我曾见过有个资深家属搬个板凳坐在医生边上，一个小时问了好几次结果是否出来了，医生还在管床和安排下药，根本忙不过来，看着家属焦虑的脸也不好说什么。

还有一次下午我去病房抽血，见到一个老太太害怕见血，大家都优先给她让位，她始终害怕无法坐下抽血检查，一直流泪喊疼，家属心疼她，觉得护士有问题，认为护士没有来扶老太太坐下，让她抽血受苦了。血液科病人每次血液检查抽血很多，甚至要十几管，病人的确很疼，可是我相信护士已经尽力了，而且血液科的护士已经是所有科室里抽血技术最好、最麻利的了，她一个人要在固定时间段给这么多人完成抽血操作已经很紧张了，还让她尊老爱幼全程搀扶服务实在是超范围要求了。

3. 凡事争前恐后不遵守秩序

每次我去病房办住院都会遇到一些资深老病人，他们因为轻车熟路对规则和秩序反倒失去了敬畏心，扎堆在护士台不排队，乱哄哄一团要护士尽快处理自己的需求，抑或是跑到自己被分配的床位前催促上一个病人离开。明明自己当新病人的时候紧张、焦虑、躺在病床上休息不肯早出院，成为老病人后，反倒不顾别人的需求和护士的工作流程，觉得"会哭的孩子有奶吃"，只考虑自己的方便。

4."好心办坏事"型

病房里不同病友聊天打探病情是很正常的，但是对于尚不知道自己病情、医生和家属仍在商议当中、承受能力一般的新病人，大多数老病人都是懂得三缄其口，不会贸然评头论足的。但是有些老病人呢，认为自己"很懂"，所以主观认为自己可以给对方有用的"意见和建议"，就会非常不合时宜地告知新病人病情和严重程度、治疗费用等，殊不知一下子丢了一吨压力给对方。

三、自以为是自作主张型

这类病人不仅是依从性差的问题，而是非常"有主意"。

这个大类的典型之多一万字也写不完，就先说几种最典型的：

1. 以己度人，不合时宜

有些病人就是天然地认为医生是因为"没给红包"而不给他好好治疗，抑或是医生必然是看人下菜碟。所以，不仅在该医生负责的其他病人面前谈论此观点搞得人心惶惶，还给医生带来了不必要的困扰。我有次亲眼看见一个家属在医生已经反复告知其"问题不大"的情况下，满走廊追着医生塞东西，一个走廊几十双眼睛看着这个场景，医生怎么躲闪都推不掉硬塞的双手，百口莫辩。

2. 处事不当，缺乏边界感

"仁济医院事件"让我刷新了熟人请托就医还要闹事的认识。我一直觉得，本就是额外麻烦医生的时候，要减少对方的不方便。有一次我带老人去神经外科就诊，一大早医生办公室已经挤满了人。外科医生上午还有手术排期，时间有限，一对老夫妻直接挤出人堆大声疾呼："XXX 让我来找你的，他跟我说你会 XXXX（如何处理），我们还 XXX（付出了辛苦）。"我真的是目瞪口呆。医生面露难色，还是先帮老夫妻看了，旁边冷眼叹气的病人开始抱怨自己没关系，所以病房没安排、手术也没安排。

3. 迷信大神和伪科学，不尊重医生

久病成医不假，一方面成为分享经验、给新病人指点的"民间大神"，另一方面是自己关注养生、了解疾病有了些见识，但是这些不是挑战主治医生专业意见的理由。尤其是有些病人会在面诊时引用病友的话、公众号的观点质问医生的安排，抑或是四处看专家后直接用大专家的权威性否定主治医生的观点。无论心里有多少想法，无论私下如何多方了解，在直面医生的时候，也该采用合适的表达方式，而不是连起码的尊重都做不到。

还有一种情况就是自作主张。6 月我带我爸做 PET-CT 复查，在窗口医生明确告知"糖尿病病人要正常服药再做检查"，我爸不知道从哪里道听途说来的观点，非要自行停药，还欺瞒着我。要知道 PET-CT 是 7000 元的自费检查啊，一旦不服降糖药致血糖过高就会影响检查结果的有效性。

虽说不懂装懂、胡思乱想是很多病人的常态，但是选择相信医生、形成好的就医习惯，才是"久病成医"的另一层意思。

四、知耻而后勇的学习型患者

首先讲讲我干的一件蠢事。我需要定期检查复发后全身多发的体表病灶，看这些被癌细胞攻占的淋巴结 / 肿块有没有变大或者病变。

7 月我脖子上的淋巴结就光速般长大了，医生建议我每个月做个全身浅表 B 超检查，在靶向药维持之前再看。我 7 月最后一周的 B 超检查显示又有变化，我就很冲动地跑到血液科病房等着我主治医生查房的时候向他汇报一下。我不知道他那天下午有门诊，因为我一直在病房门口等着，所以他下了门诊就来病房解决我的问题。

一见面我马上很焦虑地跟他说："医生，我脖子上的淋巴结果然又长大了。"然后医生问我："你自己比较过了吗？"我说："比较过了。"然后我就意识到，自己只是在手机上对照了下尺寸，默认他应该知道我所说的结论背后的背景信息是不对的。要知道我有 3 次 PET-CT 检查，多次多个部位的增强 CT 检查，一个月一次全身 B 超检查。而不同影像学测量方法、不同时间段、不同部位，检查报告里有不同的描述维度，我自己都背不出来，凭什么要求人家医生可以迅速地做出判断？

我都没有认真整理过既往的影像报告，似乎没资格说"比较过了"。

医生还是很认真地点开住院系统帮我看了一下我那繁多的检查报告，耐心地安慰了我几句。

我事后非常后悔自己冲动地跑去办公室占用医生休息时间，自己却没有把自己的事情足够重视对待。

做过那么多 PPT 和表格，写过那么多报告和思维导图，难道就忘了就医本身也是要有专业精神的吗？

我回到家规规矩矩地（再也不偷懒了）按照类别整理了报告，希望下次医生可以免于翻我一沓子报告记数字做分析，而是可以有一些整理过的结论作参考。

对于需要长期治疗的疾病，我认为我们是有必要成为学习型患者的，尤其是年轻人，有学习能力的时候多了解相关知识，减少医患间常识性的信息不对称。

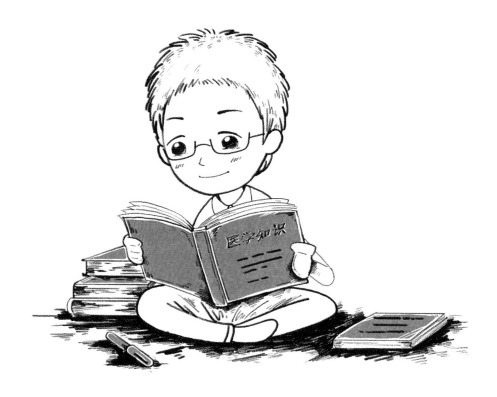

另外，成为学习型患者也意味着，自己作为一个老病人，可以多反思总结经验，减少弯路、减少误解、减少麻烦，方便自己也方便医生。

五、有则改之，无则加勉

我始终认为，医患关系也是需要遵守正常社会生活秩序准则的一种社会关系。

不能因为自己是个病人，处于弱势的处境，就全然放弃了公序良俗的处事方式和为人准则。

我们是病人，也是社会人，纵然因为生病有很多困难、遭遇一些歧视和不公，也可能碰到医患纠纷这些糟心事，但是对于整体的就医秩序，我们也是秩序中很重要的一部分。我们既是参与者，也是守护者。

我们不能边抱怨边破坏，不能边享受边自私，而是应该保有一定的专业精神、敬畏心与尊重，在向医生、医院托付性命的时候，也给予理解与共情。

第四节　医患关系——如何看待舆论中的医患关系

在这一节我想跟大家聊聊，"如何看待舆论中的医患关系"。为什么舆论中的医患关系重要呢？因为舆论导向对某一类事情的定调会长时间地影响人们对这类事情的看法，正确的舆论导向会让人"认识客观事实"，错误的、偏激的舆论导向会让人产生"毫无来由的偏见"。

正如古代人"厌讼"，现在很多人对医院、医生怀有天然的偏见和憎恶。主流媒体弘扬仁医正能量，而一些不入流的媒体为了博关注、蹭热点争相报道"医患纠纷""天价医疗"事情，材料道听途说，观点偏激挑动人心，很多普通人，尤其是我父母、公婆那代人是十分抗拒和厌恶医院的，好像就医就是没救了，去医院就是被坑钱，医生都是黑心的。普通人缺乏医学常识和科普知识，在就医体验不佳时就会放大对医院、医生的偏见。

实则不尽然。

而怀有偏见的人也为此付出了很大的代价。

以我爸为例，我家是有肠癌家族史的，排除东北普通家庭的缺乏蔬果的饮食习惯，我家里人大概真的比一般家庭肠癌发病率高。

我爷爷从 60 岁开始就每年要去做肠息肉手术。早在 20 世纪 90 年代，小城医疗水平还很落后的时候，他就坐一整夜火车去沈阳接受手术。

我爸明明在发病前几年已经有便血的症状，经常腹痛腹泻，却不以为然，坚决不肯去医院，认为自己得了"痔疮"，并且用朋友圈各种土方治疗，如大蒜涂抹之类的，导致病症拖延。那时候我还在大学读书，一年也就回家几天，所以疏忽没有注意到，直到 2015 年冬天我带老唐回老家见父母，才觉得我爸明显瘦了，从前 160 斤的壮汉瘦了一圈。

我妈当时只是提了一下："你爸总是肚子疼，说是痔疮，不肯去医院看。"我当时只是口头上说，让我爸该去医院去医院，小城市看病又不麻烦。

假期我在家待了几天就走了。再见时已经是第二年清明节，我爸被确诊为直肠癌晚期。人，更是瘦脱相了。

我和老唐在机场接到来上海就医的父母时，我觉得自己是绷紧了脸上的肌肉咬紧了牙关才没有哭出来。

我后悔没有早点纠正他的观念，早点带着他去医院看病。虽然我妈当时已经因为让他去看病和他争吵多次了，但是他实在太固执了，始终不为所动。

我们都很生气。我爸却还自以为是，认为"命数到了""医院没用，都是骗钱的，我还不知道吗！""多少新闻都说了医生黑心骗钱的事情"，等等。

再生气也要给他治病，我和老公掏空每一分钱，在上海治疗半年保住了他的命。事实上，直肠癌发展到他这个程度至少用了 5~8 年。而科学研究表明，肠癌潜伏期在 15 年以上。

无数次，他都可以去医院，做个肛门指检、肠镜检查，我们本不用付出这么大代价，让他吃这么多苦的。电子肛肠镜的普及使很多人在 40 岁之后开始了规律的结直肠癌预防性筛查，很多肠癌隐患在息肉阶段就被排除了。

3 年后，我爸的哥哥也被诊断出了结肠癌。我自己，在 28 岁的时候就腹痛腹泻，紧张兮兮去做了肠镜检查，发现大面积的慢性肠炎和多发性息肉，于是我决定每两年复查一次肠镜。

说什么都晚了。

但是有一件事不晚，就是纠正很多人对待医患关系的偏见，纠正大家对舆论里的医患纠纷的一边倒的看法。

那么舆论都是怎样呈现医患纠纷的呢？应该如何看待舆论中的那些医患纠纷事件？

一、舆论即私刑：如何轻易毁掉一名医生？

我跟大家聊聊如何看待"微型医闹"和微博大 V 把就医体验差的医生"挂墙头"的事情。

1. 谁能以一敌百

我有次刷微博的时候刚好看到我喜欢的网红博主发了她当天看病的事情。微博里很具体地点出了复旦附属医院五官科医生的名字。她抱怨自己没有网上挂号而是现场挂号导致等了很久，然后看见医生的时候第一句话就是："我觉得我挂错科室了，你应该不是看我这个毛病的。"

医生当即说："挂错了我就给你退号挂别的科吧。"

然后这句话彻底激怒了博主，她认为自己等了半天居然被医生这样对待，于是炸了，直接发微博指名道姓，还拍摄下桌子上医生的姓名卡。

我立即在下面评论区回复："不要轻易在微博上指名道姓（指责）医生，如果着急的话可以先去汾阳路总院挂普通号开检查，趁端午假期之前再挂专家号。"

这条微博几分钟后就被删了。

在评论区其他网友建议的"医务科投诉""拨打 12315""拨打市长热线"等背景下，博主又很义愤填膺地发了第二条微博（具体内容不表，微博原文已删），大意是一定要穷尽所有手段出这口气，狠狠投诉这个医生。

我又在下面回复："真着急的话，先去普通门诊开检查，视野测试和眼压监测等检查可能需要预约。"隔了几分钟她还是删了第二条微博。

我相信我喜欢的博主不是恶意的，她这次看病确实是在心焦、沮丧、漫长等待中度过的。抱怨、指责，甚至与医生发生口角，我都觉得情有可原。

但是作为一个有近百万读者的话语权大 V，对一位普通医生，真的有些过分。

在诊室一对一的医患沟通中，医生和病人由于专业性不同有高度的信息不对称，医生确实较病人有更高的权威地位。

在网络世界以一对百万的网友围剿中，医生甚至连参与、辩驳、解释、还原具体事件的机会都没有，就被辱骂、宣泄情绪、人身攻击。

对于有话语权的舆论发起者来说，毁掉一名医生的职业生涯和从医信心的成本太低了。

明星尚且能够请律师让诽谤者付出代价。医生却没钱、没时间、没机会给自己辩白几句。

大到明星，小到老百姓，谁都可以到网上吐几口唾沫发泄下自己所有就医体验中的不如意。

网络舆论里的言语医闹甚至可以毫无诉求、毫无根据地对一个只是把医生作为职业的素人攻击到百口莫辩。

2. 传播者从来都喜欢断章取义

我再给大家讲个我自己的事情。

我做公众号的起源是因为我治疗初期写了篇排版混乱、字体小到看不见、流水账般的文章，记录自己的确诊经历和治疗准备。并且，毫无预料地这篇文章在网络上成为了爆文。

28 岁、复旦毕业、五线城市出身的寒门女孩和陆家嘴金融民工等关键词，成为很多保险自媒体、医疗媒体、职业辅导培训机构的追逐热点。

根据各自的立场解读我的故事，我这个人就变成以下关键词的集合体了：买错保险而因病致贫、被榨干年轻资本而被公司抛弃、深受化疗毒害需要靠中医挽救……最让我痛恨也给我治疗造成最大困扰的是：居然有居心不良的人把我的故事解释成了医院多么黑心、医生多么无良，我作为病人多么无耻，需要靠写文章去骗钱，等等。

其实也许大家并不真的关注我是谁、我在做什么、我的真实人格是怎样的，媒体只是在塑造他们想塑造的形象，看客也只是看到了一个他们想看到的人物。

个别居心不良的医疗媒体从业者，给我的医生、治疗科室、医院造成了不好的影响。我也没有辩驳的机会，沉寂 3 个月后，彻底没人关注我了，我才开始继续写这个公众号。

经历了这些，我可以推测，一部分医闹新闻背后根本不是单纯的医患对立或医德沦丧，而是可能存在很多恶意的误读、制造矛盾博关注、锐化纠纷造热点，不惜以牺牲当事医生职业甚至生命为代价，推动医疗恶性事件的传播。

从这以后，我从一个冲动上头的热心网友变成了一个可以多看新闻与背景资料、有点事件常识的冷眼观察者。

当年被某明星医闹事件逼到失业的医生，无法向任何一滴喷向她的唾沫星子追责。但是我们可以，反思一桩桩事件，慎重地发表言论，不轻易向当事人"吐唾沫"。

善用舆论者，不该擅用舆论私刑。

言论自由也有边界，慎用自己的舆论，不轻易地诋毁、伤害、公开挫伤一个普通人。

3. 诊室罗生门

2019 年 7 月一整个月我都频繁去门诊就医，观察到一个很微妙的现象：诊室罗生门。

对于同在一个诊室、就诊同一个医生的病人来说，同一个事件的认识和立场可能大不相同。

有一天我在陪老人候诊的时候看到同一层楼刚好有淋巴瘤专病门诊，就也去挂了个号，寻思着见缝插针去开个检查单。

我拿的是 45 号，等我办完别的事已经过号了，就重新去护士台签到登记。

诊室外面屏幕显示到我了，我就走进了人满为患的诊室。

42 号，一个视其他病人为空气的老阿姨，早就结束看诊了，但反反复复回到诊室打断别人，揪着医生给她重新协调 5 个检查单子上的时间，至少改了三四次。

48 号，排在我前面的做了喉管引流不能发声、用手机手写跟医生沟通检查和用药情况的白发老爷爷，因为不能说话，一直被别人打断。

49 号，排在我后面，坐在医生助手凳子上不停催促别人快看、让我主动往前走不要被别人不停插队的大叔。

50 号，排在 49 号后面，坐在诊室另一个凳子上低头玩手机偶尔抬头围观的小姐姐。

我大概在医生核心圈外围端着医疗本站了 10 分钟，完全插不上话，被别人不停地挤开。

49 号大叔直接大声地怂恿我：“你要跟医生说啊，你是 45 号，到你了。”

医生听到后处理完了 48 号老爷爷的需求，第四次跟 42 号老阿姨说：“系统设置如此，你要的时间我安排不了，还是反复改的话你在诊室外商量明确了再过来找我。”42 号阿姨嘟囔抱怨出门了，48 号大爷把离医生最近的凳子让给我坐，我才坐下说上话。

我简短叙述自己的情况，中间一直被不停进来的人打断，回诊的病人直接把报告、医疗本递到医生面前隔开了我。

医生对我说：“你的情况我门诊处理不了，你去挂专家号吧。”然后打发我走。

我说：“我短期内挂不到专家的号，你能不能帮我开个检查单。”

后来医生还是帮我开了检查单，并建议我再做个 PET-CT 检查。

我屁股还没离开凳子，就被别人围住出不来了，一个诊室大概 10 个人团团围住一个医生。

回顾这个过程，可能几乎没有一个病人满意，42 号老阿姨抱怨医生不给她安排合理检查时间，45 号（我）会抱怨医生说话有问题不给我看病，48 号老爷爷会抱怨自己因为不能说话被医生忽视，49 号大叔认为别人拖延和插队影响了他看病而医生却不能维持秩序，50 号小姐姐也被插队多次坐了很久。

这名医生可能在诊室看门诊数小时没上厕所了，却被诊室外的所有排队的人抱怨"看得慢""效率低"。

医生少、病人多，所有人都在这个拥挤的秩序里疲惫焦虑，但是不能因为自己的诉求得不到及时、迅速的反馈而去打破秩序，时时事事争先恐后吧？

在网络舆论中，此情此景任何一个当事人去抱怨自己的经历可能都会获得大家的共鸣，觉得医生毫无疑问有问题。

可是作为亲历者，我明白偏听导致偏见，每个人立场不同，自然是如罗生门般理不清。

4. 对立和确权

身为一个病假期间花大量时间上网冲浪、看别人自媒体创作的网友，我常常观察到一种现象：舆论自由带来的没有边界和私刑确权。

面对高知名人，比如之前中美辩论的刘欣，网民们要穷挖她的隐私把人拉下神坛；

面对疯狂罪犯，比如弑母罪犯，网民们要脑补他的情有可原把人救下绞刑架；

面对娱乐明星，比如某注水博士，网民们对其一会儿神化，一会儿踩在脚底。

普通人，作为现实世界中循规蹈矩排队看病的个体，在网络舆论里却可以追求确权感，对医生发泄情绪言语倾轧。

微博大 V，作为现实世界中可能对医生不满的个体，在网络舆论里却可以寻求"正义"，引导医患对立和对医生的围攻。

我并不否定医患纠纷正常的维权渠道和倾诉吐槽，我只是提醒：在追求正义、解决问题、控诉医德的过程中，慎用舆论私刑，用与问题本身严重程度相称的手段去解决问题，而不是在没有充分沟通或者存在信息偏差的情况下，首先动用舆论去"杀死"一名医生。

二、为什么我们要警惕医患纠纷里的春秋笔法？

1. 什么是春秋笔法？

我举个自己的例子，2019 年 8 月我住院重新做了颈部融合成团淋巴结活检，取了 4 颗淋巴结，缝了 7 针，治疗期间疑似复发进展需要重新做病理检查，"主治医生不肯给我用 A 和 B 方案"。

"主治医生不肯给我用 A 和 B 方案"这句话的解读有几种走向：

（1）主治医生固执己见，没有遵守治疗指南和标准惯例，导致耽误了我的病情；

（2）主治医生出于某种利益考量，不肯给我用我需要的、能治好我的方案；

（3）主治医生看我是个普通老百姓，没钱没势，所以对我不上心，根本就是闭眼睛随便治。

这 3 种解读基本暗含在我们每天看到的医患纠纷新闻里了。

而且，根深蒂固。

可是事实呢？事实是，经过充分的评估和长远的考量，在当时那个时间节点我暂时不需要用这两种方案，而且这考量包含了主治医生对我经济层面考虑、生育能力影响评估、自体免疫疾病评估、副作用耐受能力、既往所有检查指标、主要器官损伤情况等多方面，也包括我没有考虑到的方面。可是我的这句话根本没交代这些背景信息，我像标题党用一句话击中新闻卖点一样，制造了一个便携式结论——"柱子哥的医生导致了她的病情复发进展"。

"不肯"二字，让这件事变了味，只用两个字就抹杀了整个过程中医生所有的专业努力和长久关照。

两个字，这件事情就造势成了我处在弱势、医生处在强势的关系。

两个字，就可能毁了兢兢业业的医生的职业生涯。

两个字，就可能在舆论里将事实草率定性了。

什么是春秋笔法？

这就是春秋笔法。

2.《弱传播》：舆论世界，弱者为王

2019 年 9 月我又认真地读了邹振东教授的《弱传播》，这本书基本覆盖了整个舆论世界的规则，可谓条分缕析、事无巨细。

其中几个核心观点，对照着近年来的医患纠纷事件看，可能会比较戳中问题核心。

"舆论做的是表面文章，用的是表面功夫"，所以一些记者根本不去深挖事件的真相，提供几张高糊的、不连贯的、没有日期的报告截图就算铁证如山了，看起来事实充分，但是否违背常识、是否符合真相好像就不那么重要了。

"正如物质有反物质一样，舆论世界是现实世界的反世界"，在现实就诊过程中医生和医院作为信息和资源优势的强势方，在舆论里天然地被动，因为读者会投射自己在实际就医中所有的不愉快和窘迫，给当事人安上自己见过的丑恶嘴脸，给事件预设道听途说的灰色地带，给自己带入事件中病人的处境。

"舆论世界是在争夺关注、争取认同与争抢表层中建构的表面世界"，在其竞争性传播过程中，舆论世界在争夺关注时强者占优势，在争取认同时弱者占优势，在争抢表层中"比表面积"大者占优势。所以毫无疑问，在网络世界控诉医生比曝光无良家属容易。

似乎在舆论世界里，谁弱谁有理，弱就是理，弱就能获得大多数的民意以及大多数的认同。

在这大半年病休期，我终于有空好好看看新媒体那些 10 万 + 文章和热点新闻报道的时候，我发现了一件事：对于会写文章的人来说，很多非深度的文章都是选材问题，写作技巧本身、洗稿本身、分工筛选"嚼甘蔗"本身，真的没有很高门槛。

对于医疗热点事件，常见的事件"七寸"点也许很好找，读者可能被持续鼓动情绪，而逐渐失去了深度判断和分析一起事件的能力，因为看标题、看结论、释放情绪太简单了，痛快发泄下就好。

因为生病我开始关注这些热点事件的时候，会稍微冷静克制下，对找上门要采访我、写我的故事的媒体，我会看看他们的提纲在定什么调子、标题和立意是什么态度、大概会有怎样的舆论观点分流，适应了这样的思考模式后，其实再看热点事件会对事件发酵到什么程度有个预估。只是，届时，真相并不重要了。

我会问自己一个问题：如果我是需要以这件事博关注的记者，我会怎么写这篇稿子？

我会：

直击痛点，放大既有关键词／偏见／矛盾；

利用信息不对称，引导读者用直觉代替事实；

充分变现《弱传播》的观点，舆论世界，弱者为王，改变叙事的强弱关系，情感强势、不讲道理，实现轻传播。

可是，我始终觉得，写文章本身是术，文字后的情怀、价值、思想的表达才是道。

3. 正确地认识医学

我们其实每天暴露在无数繁杂的信息片段里，医疗新闻又何其多。可是，在人命关天的事情上，草率和健忘是真正的麻木不仁。

我在第一份工作离职后还保留着一个团队的小群，有时回顾以前看过的项目，会反思当时年轻的自己为什么会看走眼、看错人。我想这也是成年人基本的习惯：看待问题时验证，先看事实再看观点；评论问题后修正，调整下次看待同类问题的思维方式。

人不能一而再、再而三地被同一类错误的情绪、同一个不公平的定义、同一个屡试不爽的套路裹挟，尤其是医患纠纷这件事。

因为这个偏见真的要命。

因为与医生建立信任真的不容易，一个标题党、一篇伪科学文章 10 万＋的阅读量轻轻松松地可以把病人的意见带偏。

回望令我失望的几篇医疗新闻，核心问题就在于，记者在报道时没有基于事件本身去客观地描述，而是选择人们吵架时才会用的话术来避开客观事实。媒体人不是"就事论事，就人论人"，而是去有罪推定、不当引导因果关系、把间接证据当直接证据用、将因果关系倒置。放弃新闻从业者的专业素养去报道新闻事件，那么就可能产生巨大的不良社会影响。

我的公众号的读者看过我写的许多关于医患关系的文章，能清楚我的立场，我是一边倒只为医生说话吗？

当然不是，我不会先入为主地支持任何一方，我首先会厘清事实，让双方都有为自己辩解的权利。我为医生说话并不因为医生是 100% 正确的，也不因为他们是舆论中的弱者，而是因为只有双方被拉回到一个平等的局面上唇枪舌剑才是公平的。我对双方都保持谨慎的态度。

我相信大家对医患纠纷和舆论偏向的来由有了新的认识，不至于那么容易被一些耸人的医疗新闻报道带偏进而群情激愤。甚至很多时候，我觉得大家只是在舆论里找宣泄的靶子而已，靶子是谁并不重要，大家只是想宣泄情绪。

所以我的医疗观是什么呢？

我觉得我们作为病人，要更加认识到医疗的实质进而认识到医疗的边界，医疗的过程本身也是一个"诊断，到假设，再验证"的过程，循证医学的实践过程需要我们病人不断学习和理解。医学是概率科学不是准确科学，治疗本身也是医学目标与病人需求的互动，互动的结果和验证的过程是有偏差的。医学手段只是支持、辅助人的身体进行自我修复，它不是无往不利的。

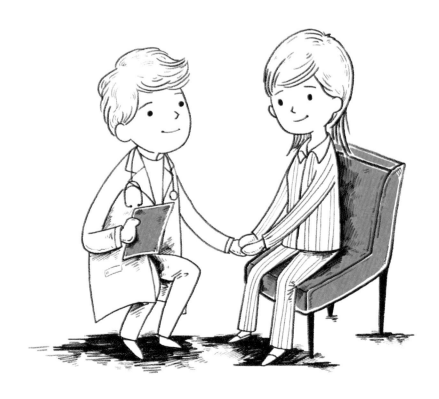

不能因为医学是概率科学，我们就放弃"验证"，因为生命之贵重，值得我们为小概率而努力，因为医学的边界，就是通过无数的验证来拓宽。这就是为什么我们不要有偏见，我们要学会认识和接受常态，学会辩证地看待一个可能不好的结果。

我痛恨偏见，不只是因为偏见差点要了我爸爸的命，更是因为，每个人、每件事都值得被正确地对待和呈现。

第五节　关于隐私和被尊重——当陌生的目光掠过我赤裸的身体

很多病人的心态不是被疾病本身击垮的，却可能是其他过程中的心理因素。常人觉得在医院看病，"有什么好讲究的""医生看病人天经地义""有病治病么，有什么好矫情的"，于是会忽视病人心里的痛处、隐私感和羞耻感。

人啊，以巨大的坚毅撑过来的事情，可能会被"最后一根稻草"的情绪颠覆。

1."我不喜欢别人看我的胸"

"再往上一点""裤子再往下脱一点""好了，自己擦干净"。

我从肚皮上拣起 B 超医生丢过来的粗糙卫生纸，双手并用迅速扣扣子、提裤子，狼狈且慌乱。

我每个月需要做一次全身 B 超检查，可是我从来没有一次来得及擦干 B 超时涂的耦合剂，夏天的时候它们就黏糊糊地粘在身上。

我为什么根本来不及擦呢？

因为 B 超诊室的帘子总是那么的形同虚设，诊室门口的叫号秩序总是那么的不被遵守。

总有排号在后面的病人等候在帘子外面，看你差不多结束了，探头探脑、跃跃欲试打算进来。

我匆匆地提溜着没整理好的裤子、半穿着针织衫、两只手指提个巨大的托特包、胳肢窝夹着帽子、另一只手拿着报告单，踩着没提好的鞋帮子，赶去输液护理门诊，"二次曝光"。

我不知道为什么某院的 PICC[①] 护理门诊门口总是堵着一堆人，没叫到号的人也要站在狭小的只有 4 个分位的诊室里。

我慌里慌张地拿着一堆东西坐在诊室靠门口的位置，"宽衣解带，酥胸半露"，接受胸口的输液港的护理。

半米外门口探着头的男人们从来没有眼力价儿回避开目光。

我有些懊恼地边解开衬衫扣子边跟护士抱怨："为什么你们医院输液港护理没有单独的诊室，可以关门或者拉帘子的区域，而是让我坐在门口，人来人往的。"我更小声嘀咕了一下："我不喜欢别人看我的胸。"

护士不耐烦地白了我一眼："谁要看你。"

我已经经历过很多次不舒服的、不自在的、不体面的、不好意思的检查了。

虽说我已经不差这一次了，可是我读出对方眼神里"矫情"的潜台词时，我还是很恼怒。

2."我也是要面子的好吗？"

我不是唯一一个在医院失去"羞耻感"的女生。

一个患肺癌的女孩，"手术后住进 ICU，第二天早上准备被男护工们抬到另外一张床……结果，护士刚给我换了衣服，还没穿好，男护工们就来了。于是我就这样半裸着躺在床上，一堆男护工像提前参加我的告别仪式一样等在一旁准备把我移到另一张床。"挪床真的是一个极其没有美感的动作，从手术室推回来时，病号服浅浅盖在胸前，没系上扣子，刀口不适还不能灵活腾挪，随随便便、大庭广众、香肩半露、赤裸上身。

我被挪过 3 次吧，缩着后背和肩膀，屏住气希望粗布的病号服能挂在身上，不要在男女混住病房里当众滑下来。

在男女混住病房独自上厕所是我的噩梦。病房的厕所门不能锁牢，一推就开。正输液的我要一手举高药袋、一只脚抵住随时可能被不打招呼者推开的门，另一

---

① PICC：peripherally inserted central catheters，经外周静脉置入中心静脉导管。

只手掀开被男病人淋了尿的马桶圈，再缓缓地解开自己病号服裤子的绳子，90 度马步半蹲迅速上厕所，心跳加速紧张地盯着厕所门，害怕有人突然闯进来。

要多狼狈有多狼狈。

我一个风华正茂走美少女人设的女孩子，不要面子的吗？

还有妇科更是"毫无隐私和体面"可言的重灾区，一个病友说："我在当地妇科非常知名的某三甲医院，做妇科触诊时，基本上是一个脱光的（病人）站在旁边看另一个脱光的（病人）又开腿完成检查全过程，检查完，裤子都来不及提上就被医生喝令下床让另一个（病人）上（检查床），然后帘子外再叫进来一个（病人）。"

更别说放疗时那"赶饺子下水"的仓促场面。放疗一般是每个病人定点几分钟，一个病人结束马上开门叫进来第二个病人，第二个也不会管第一个是不是已经穿好衣服坐起来。尤其是乳腺癌放疗，一个病友吐槽，在放疗室门口等候的时候，小医生就扯着嗓子在一走廊人面前大叫她的名字："XXX，乳腺癌的那个！"，她缩着头灰溜溜地在别人密集的目光里低着眉眼小步快走进去。

另一个乳腺癌病友，定期复查磁共振，机器刚停，门就开了，一走廊的人都可以看到她悬空的部位。

女性已经在生育、哺乳时失去了隐私感、边界感，为什么在就医时也得不到一点点空间和几秒钟的缓冲。

医疗资源是很紧张，所有检查科室都很忙，病人们都理解。但是医院管理的分诊秩序和病人隐私的保护，是可以改善的吧。

日复一日的治疗已经很让人心焦了，这副几经折磨的肉身还要被没必要的曝光给陌生病人，真让人觉得"疾病使人失去尊严"。这份羞耻感也被轻易剥夺了。

3. "医生眼里，病人没有性别"

我大学的时候有一个前男友是医生。有一次他跟我讲，体检的时候不要穿连衣裙，做心电图、心脏超声检查的时候，碰上男医生也让对方不方便。虽然在专业医生眼里，我们的身体是无差别的普通肉体，没有性别之分，但是穿方便检查的衣服让双方都避免了尴尬。

我遇到的男医生都非常照顾我的感受。

我的淋巴瘤全身多发，连肌肉间隙都有，每次专家问诊需要触诊脖子、锁骨、腋下、腹部，还有最大的一处在腹股沟。可是专家会怕我不好意思，不是直接每一寸肌肤摸过去、揉过去，而是先让我指一下位置，再触诊。还会帮我拉一下裤子、扶我起来，转身给我穿戴整齐的时间。

哪怕在病房里给我做骨髓穿刺，我的主治医生再忙也会帮我拉好病床四周的帘子，会让别人都回避，让我自己露出后腰和半个臀部侧躺在床边。他会在帮我取出骨髓后粘好纱布，再帮我翻身用手按住半小时，确认我没有肌肤露在外面了才拉开帘子，口头还会确认下，"那我拉开帘子啦"。（他真的好温柔。）

可是有很多病友，无论在诊室还是病房，会经常未经告知、未经本人同意、临时现场被当作教学对象。

一个患肺癌的病友姐姐，复诊时，在诊室里医生进行现场教学，两个学生还会讨论："你看这个人这么年轻，已经这样了，太可惜了。"姐姐当场就流下眼泪。有些教学，有些分享，有些点评，真的不能等到病人离开后再进行吗？

还有好几个患乳腺癌的病友姐姐，都被当作乳腺结节、硬块的触诊教学对象。在诊室里，有多个其他病人及家属在场的情况下，毫无心理准备地被专家带教的学生们过来摸一遍，然后总结"这个位置摸起来什么硬度"。没有任何预兆、没有任何提前通知、没有任何口头确认，被陌生人哪怕是医学生未洗手消毒地触诊，被更陌生的其他病人和家属一起围观，这种感受非常差。

做不到诊室中一医一患，那可以在开始袒露患乳病灶进行检查的时候，跟病人本人确认一下吗？

我就相对幸运些，我刚确诊住院时有血液科的带教医生来跟我商量，下午有本科基础医学班的学生来病房学习，因为我比较年轻又是书本上都少见的"典型"病例，能不能接受被学生问诊。我答应后，十几个本科班的孩子围在我床边，非常礼貌地都戴着口罩，询问我的感受和既往症状，结束时还道一声"祝学姐早日康复"，一起说了谢谢，那个感受就好多了。

不是说病人一定不愿意被当作教学示例，但是将心比心，让处于患病窘境的病人配合教学，要给予病人足够的尊重。

2018年夏天我去做肠镜检查，无痛肠镜检查结束后麻醉药的作用还会持续一会儿，我震惊地看到别人做完了未醒就那么光着屁股躺着被推到了旁边床上，吓得我赶紧给老公打电话，让他在我做完的时候立即来帮我提裤子翻身，真的不想在男女不分区的环境里跟菜场猪下水一样被展示。

4."谢谢你在意我"

我们在病友群聊"病人隐私"的时候说了很多话,虽然一些医院在管理、分诊、秩序维护上做得不够,但还是有很多医院做得很好。

北京大学第一医院放疗科医护人员每次都会让后面的病人等一下,等里面的病人穿戴好了,再让下一个病人进来。有时候老年病人腿脚不便,大夫还会扶他们下床。

华西医院心电图室是男医生检查男病人、女医生检查女病人,按照性别分诊室。

湘雅二医院门诊有导医坐在门口管理排队的病人,"男士止步""家属止步"的规定相对执行得较好。

维护就诊秩序、尊重病人隐私,本质上就是一件"你在意,就重要"的事情。

如果医生呵斥硬闯门、不看就诊序号的病人家属出去,那么下次这个没有规则感的人就会知道,进诊室要敲门。

如果分诊区的护士拦住跑到妇科诊室门口等老婆的男人不要探头进去,那么这个男人下次就知道,妇科诊室常规检查涉及隐私,自己的老婆不愿意被人推门看到,别人也不会愿意。

尊重"病人隐私"这件事,可能是整个中国医疗体系里最容易解决、最能发挥主观能动性的一件事了。

对待痛感、羞耻感、戾气,完全可以"多一点在意"和"将心比心"。

在我漫长的就医中帮我拉帘子、提裤子、盖病号服、挡住别人帮我穿衣、关心过我的医护人员,谢谢你们"在意"我。

第六节 如何看待病友群和病友关系

下面我想跟大家分享下我如何看待生病后新增的一层社会关系:病友关系。

一、病友群也是江湖，也有不同

加入"病友群"可能是病人患病后选择的第一个可以敞开心扉、倾诉、获取理解、产生共鸣的途径。本来一个人在黑暗中顾影自怜、害怕而孤单，突然被接纳、理解，看到很多跟自己一样的人，好像心里情绪的阀门突然开闸，说"久旱逢甘霖"也不为过。

新确诊的病友可以第一时间在病友群里得到疾病严重程度、基础知识、费用情况的相关资讯，也会逐渐感受疾病在不同家庭体现的人间百态、悲欢离合，渐渐地对于病友群就会从新鲜亲切而变得有些复杂敏感。

大多数人都会经过与病友群病友分享就医日常、放大倾诉欲和索取理解安慰的过程。但是，久而久之，在接受和适应了疾病的事实、被规律的治疗生活绑定的时候，也会逐渐明白，病友关系和任何其他社会关系一样也遵守一定的规律。

病友群也是分层次、分用途、有不同意见领袖的。

病友关系也是有深浅和边界感的。

病友也是一个个除了"疾病之友"特征以外，有着阶级、层次、立场属性的。

病友之间的互相关心也会产生不一样的情愫和爱恋。

病友之间也会有超出"疾病"本身的共情和纠葛。

病友之间久处后也会暴露彼此的性格，长久经营也要磨合。

对于需要终身治疗、长期维持的疾病，病友之间的关系会紧密些，时常挂念。

对于阶段性治疗、能一次性治愈的疾病，病友关系可能只是短暂出游搭伴，治疗后会彻底脱离的关系，回到本来的社会关系里。

深浅和强弱，看人，看经营。

深，能成为一生挚友；浅，可淡漠逢迎。

强，能至生至死；弱，彼此也只是相逢过客。

我见过病友在几百个人的病友群里抱怨家长里短，大家七嘴八舌地评论一番，她又觉得大家的义愤填膺是多管闲事，觉得有些下不来台；也有病友本人和家属在不同的病友群里互相抱怨，这时群友们就很难把握边界感安慰对方。很多病友群会从病情讨论的初心变成几个人家长里短刷存在感的死群，或者从积极治疗到大家康复后慢慢脱离了"病友群"的属性。

我如何看待病友群的关系呢？

我始终铭记病友关系是一种特殊的共情关系，但仍是社会关系的一种，基本的边界感和原则还是要有的。针对不同问题有不同意见是正常的，大家来自不同文化背景、社会层次和地域，不要对病友间的争执过分敏感，记得交流病情和分享病情感受的初心就好。

二、同行的旅者，来自不同地方，也在不同地方下车

治疗的结果有 3 种：治愈、反复治疗不顺利和在治疗过程中过世。

一个病房里同期的病人、一个抱团的小病友群中的几个人，都会在抗癌这辆专列上不同的地方下车。

2018 年 10 月底我第一次住院，住在男女混住的 5 人病房，我右手边的病人是个 66 岁的大爷，壮壮的，老上海人，话里话外是一定会讲点道理和流露自豪感（完全不是贬义）的，典型的上海男人长相，脸白，颧骨高。可是现在让我去回忆他的外表，映入脑海的是他张大了嘴用力呼吸发出"咯咯"声的样子，是他手臂和小腿瘦成棒骨的样子，是他最后时刻露着大颗板牙的样子。

第二个疗程结束后他家车子需要保养，他性子倔，不把治疗中血象低、肺部损伤当回事，坚持自己开车子到汽车店维修，结果引发了肺部感染。入院后他就开始发烧，一直处于感染治疗优先的境地，耽误了标准的 RCHOP 治疗进度，结果感染还没治好，肿瘤却迅速反弹，腹腔内的淋巴结快速肿大，大夫把用药换成了来那度胺也没止住疾病进程，肉眼可见一个个鼓包从他日渐萎缩的肚皮上凸出来。他整个人就好像脂肪和肌肉被抽走了，只剩了一个骨架子，皮囊像漏气的气球一样瘪了。一个壮硕又健谈、嗓门很大、中气很足的老大爷，就这样从我住进去时活蹦乱跳的样子变成最后两个星期浑浑噩噩近乎昏迷的状态。

他太太是很温柔的上海女人，每天在家里烧好饭给大爷送过来，从一开始为病房里 20 多岁白血病的男孩子哭，到偷偷地为自己老公哭，再到后来，和老公的姐姐坐在病房外面的走廊里，麻木而呆滞，沉默不语，再也打不起精神和我们聊天打招呼了。他女儿是个非常漂亮、讲话嗲嗲的上海小囡，女婿也是个很干练利落帮忙操持的上海男人。可是无论一家人曾多么尽心照顾，本来会很顺利的治疗就在这位大爷的任性之下前功尽弃了。

是命吗？太难认命。

可要说不是命呢，我又觉得人走向死亡有极大的必然性和偶然性。

在大爷咽气的那个早上，之前他已经昏睡了很多天了，护工阿姨拼命地叫他、晃他，大声地喊他的名字，他也没睁眼，于是医生和护士来准备最后的事。那是工作日的早上，刚 8 点，正是早高峰堵车的时候，医生一遍遍地去催家属，大爷的女儿和太太分别从不同的地方赶来。他缓慢地咽气，可家属还没赶到，医生只能电击、注射肾上腺素进行最后的抢救。终于，太太和女儿赶到了，大爷的最后一丝气散尽，如蜡烛被风吹灭。

张大的嘴被缓缓合上，女儿边帮他清洁口腔，边哭得满脸是泪地说："爸爸最爱干净了，我要给爸爸刷牙。"护工阿姨和她一起擦身，趁身体尚未僵硬给大爷穿上宽大的寿服，披上超度的袈裟。

那是我生平第一次看到一个人在我面前用将近两个月的时间走向死亡。整个病房狭小的空间被巨大的悲恸声、哭泣声、嘶喊声、上气不接下气的呼唤声填满，仿佛气压达到极限，如气球薄薄的表面再多一分颤动就要炸裂。

整个病房的人都被气氛裹挟着大哭起来，不只是哭他，也是哭自己。对床的病友姐姐卧床多天了，还是哭得不行，最后的力气都用来哭了，老公只能用手帮她捂住耳朵，后来抱着不能动弹的她逃出了病房。而我，独自一人，呆坐在床边垂泪，最后头像被按在水里般湿透了。

后来大爷被运走了，程序化地、轻车熟路地被丧葬产业链的人带走。

熟悉的小医生来安慰我："别太担心害怕，他和你的病情不一样，你不会这样的。"我肿着双眼看着他说："我才不是为自己哭，我是为了失去他而哭，他进来的时候是个壮壮的老头呀！"

整个病房消毒、病床清扫之后，那张病床空了不到半个小时，新来一个小伙子。

没人会跟他说这张病床刚刚经历了什么。

后来这个戴眼镜的老师模样的小伙子也成了我关系很好的病友，他姓窦，老婆也是老师的样子，看起来雷厉风行，有边界感，眼神和神情都有一分伶俐和凌厉。

窦住进来的时候还没确诊，他只是脖子上有淋巴结肿大，历经几年的体检、穿刺都没查出来什么，他总是自己对着镜子摸脖子看那个肿块是怎么回事。这次住院契机也是时隔几年体检还是没查出来原因，但是稍微有点发烧，就索性住院弄个清楚。他的家人一定程度上觉得是他倔强的坚持，明明什么都查不出来、医生也说没事，干嘛这么偏执，家人都不让他照镜子瞎摸了。

我很快和他夫妻俩熟悉了起来，加了微信，然后以过来人的姿态告诉他们一些信息，也安慰他们的焦虑。

后来他活检结果是淋巴瘤，只不过病理分型是间变性大细胞淋巴瘤，一种他们之前比较担心的 T 细胞淋巴瘤。

他们两口子果然都是大学老师，比较爱学习钻研。他太太是我见过的最厉害的病人家属，以最高效率通过各种途径获取疾病相关知识、国内外前沿治疗方法以及求助问诊途径，他们在一个月的时间里看遍了淋巴瘤领域所有知名的专家，把病理切片寄往几家权威的病理科所在的医院。

他太太是多么厉害的女人呢，孩了才几个月大，她没空回家给孩子喂奶，就把母乳挤出来倒掉。她为了短期内搞清楚老公的病，问遍所有可能问的人、看遍病友社区网站各类相关专业问题答疑，并向各个大神级病友请教。她做了所有她能做的事。

可是 EB 病毒感染、病理分型歧义等原因造成窦一直没有出院，我已经接受了 3 次化疗，而他根本出不了院，高热不退，白细胞总数和中性粒细胞数极低。在多人病房里，闷热的、不太流通的空气，每个病人身上的气味、厕所里的异味、消毒水和臭氧的味道，混杂在一起。我去他的病房看他的时候，他在中间的床位上，因为帘子遮挡脸部的光很暗，头发剃成平头，整个人瘦削而浮肿。

我在这样的病菌环境里会立即发热。我与他彼此说了些鼓励的话，又劝慰了一下他的妈妈。

2019 年 3 月 1 号，我已经结疗了，他还在等上海市第一人民医院的异体移植仓位，准备接受他爸爸给他配型的半相合[①]移植手术。

他生日的前两天，他老婆在微信上和我商量给他送什么礼物，我说："有什么能让他开心的事情呢，给他买以前舍不得买的喜欢的东西吧，这个时候，喜欢的东西可能比药重要。"说到他喜欢表，她打趣说："现在还要看病，我真买了，估计他要气绝了。"没两天，他就因为嗜血综合征走了。

我看到消息的时候泪如雨下。这是我第二次因为熟识的病友过世流泪。我见证了他检查异常住院、坎坷的确诊、艰辛的治疗，我们从医院走廊里说不完的话到最后他高热多日日渐消瘦无力说话。病房的家属总说"不要多说话，留着力气"，

---

① 　半相合：一种造血干细胞移植类型。

所以很多话来不及说，他留给太太的遗言只有前一晚说的"早点睡"。

后来在病友社区论坛看到他太太反思一路来疏忽的、做得不够的地方，更是难过，因为对于至亲至爱，我们永远做不好失去的准备。

2019 年清明节，她的朋友圈只有一句"千里孤坟，无处话凄凉"。少时读到这句时实在不识愁滋味，如今看到这句词，才明白个中悲苦。

2019 年 5 月 20 号我刚好写了一篇关于"爱与失去"的文章，他太太在文章下面留言："听不到，也唤不回的 520，柱子哥也是我们曾经并肩战斗的印记。愿你安好。"

我想了很久回复她："他的星光落在我们身上，我会永远记得他、想念他。"

夏天的时候她在朋友圈发了他们女儿的一岁生日照。小孩子长得真快，生命的消逝和希望同时在我面前呈现。

后来我又失去了一些熟识的常联系的病友。如同胸口碎大石，一锤一锤打下去，那种闷闷的感觉持续久了，好像也就麻木了，没有了声响。

我的心变成打糕了吗？

三、如何消化病友的负能量

病友关系与一般关系不同的一点是会把人性放大、把人类的弱点和伟大放大。

生死大事会像照妖镜一样把很多正常社会关系里隐藏的、拿不上台面的、遮遮掩掩的东西都照亮。

人性的自私也像被榨汁机搅碎一样，凝结出来。

我这里想讨论的是那些我们在病友群里常见到的有着负能量人格、把病友群当垃圾情绪处理厂的人。

我们常联系的病友群里有一个小哥，三十五六岁，做互联网的，经济条件很好，病也不重，但是可能从小到大没有经历过任何挫折，对他来说，生病可能是他遇到的第一件重大的事情。从确诊开始，他就变得很敏感、脆弱，对任何可能的症状、身体微小的不适，甚至自主神经紊乱都可以胡乱百度、道听途说、对号入座，觉得自己肯定是除了淋巴瘤之外还得了肾癌、骨癌、肺癌、肠癌等。检查中任何一个微小的波动也会被他过度解读成严重的异常。我们所有人都曾劝解、安慰过他，但他似乎陷入了精神恐慌当中，完全无法与人正常地沟通。无论对方如何恳切地告诉他"你这个情况是没事的，不要胡思乱想"，他仍然无法收到正能量的信号或者从正常人的角度去解读，他会转换成"我一定是不行了，他在安慰我""医生说我没事肯定是为了不吓死我""我肌肉痛肯定是因为药物导致肌肉萎缩了"这一类的理解。

大多数病友都觉得他刚确诊有这样的自我怀疑、多虑、失态、情绪崩溃是正常的，过了 3 个月或者半年，还是这样持续的状态，并且重复地向不同病友群，甚至私聊上百个病友倾泻焦虑情绪、负能量，不分时间、地点地打电话给病友，期望对方能够顺着他的意思说，佐证他的胡思乱想。

所有人都觉得他不对劲了。有些人是能意识到自己的情绪调节能力不足，防止自己在死循环中陷入抑郁的情绪，甚至滑到抑郁症中去，但是很多身处其中的人是意识不到的，一方面是病情本身造成的心理问题，另一方面是因为自私所以对别人的感受毫无察觉、毫不在意。

我始终觉得病友之间的倾诉是为了沟通交流那些家人给不了我们的共情、理解与安慰，而不是理所当然地认为可以把对方当作情绪接收器和负能量垃圾桶。遇到这种黑洞人格的人，要警惕对方自私和索取的边界，在自己尚且不具备很好调节自己情绪的能力的时候，不要置身于这样拖沓的泥沼之中，也不必有负疚之感。同行的虽然都是生活不易的负伤的战友，但是没必要有使命未达的英雄主义情节，谁也不是救世主。

四、人其实对过去狼狈的自己是健忘的

病友群里会有一些资深的病友，在经历治疗之后浓缩了自己的痛苦，在面对新人时觉得新病友一切正常的害怕担心是"小题大做"，进而好为人师否定别人的痛苦，忘了自己也曾慌张无措地四处寻求别人的意见，手忙脚乱地找人帮忙。

有些病友可能会在原本现实生活中失去价值感维系的基础，进而在病友群里争取存在感和话语权，在新的社群里展现优越和励志属性，这本没什么，但是标榜之余有些话可能会比较重，伤害到别人的情感。

比如以下句式：

"你这算什么，我当时如何如何，你就是庸人自扰，你就是想太多。"

"你就是娇气和作，我们当时条件有多差，谁也没像你那样，你完全就是太把

自己当回事了。"

"你明明用国产药就可以了，还真是有钱，居然用进口药，矜贵得不得了。"

以上揶揄的、讽刺的、否定别人感受的、无差别地嘲讽对方不坚强的，甚至嫉妒对方"经济条件优渥"的话语，不考虑对方实际情况强行扣帽子的行为，我觉得都不要放在心上，也不必因为对方是"过来人"而不适宜地放大对他的信任，话中的轻重和可信度不必影响到自己的决策。尤其治疗的过程中每个人的感受和副作用表现不尽相同，不必因为自己反应更大，就否认和压抑自己的感受，更不必因为别人说自己的感受"过分"了，就觉得"不应该"。

疾病和身体感受面前，你自己最了解自己。别人"阅尽千帆"又怎样，他们第一次航行的时候也曾战战兢兢。

凡是经历，必有所得。所得之后，也可以不忘来路。

"把痛苦当作成绩，把未来交给命运，又对命运破口大骂"的人，只会局限了自己。

第 五 章 / 重建重要的认知 /

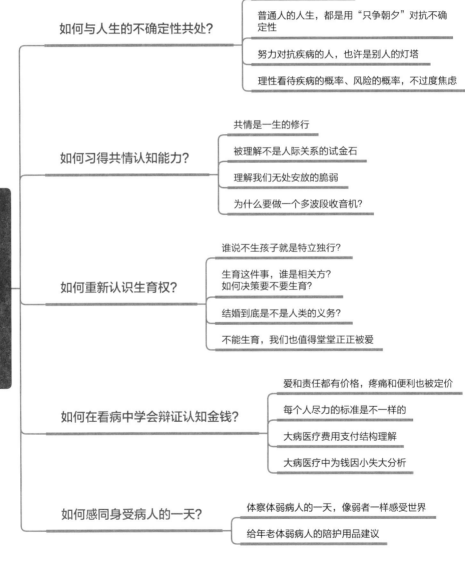

重建重要的认知

- **如何与人生的不确定性共处？**
  - 先做事情，再谈情绪
  - 普通人的人生，都是用"只争朝夕"对抗不确定性
  - 努力对抗疾病的人，也许是别人的灯塔
  - 理性看待疾病的概率、风险的概率，不过度焦虑

- **如何习得共情认知能力？**
  - 共情是一生的修行
  - 被理解不是人际关系的试金石
  - 理解我们无处安放的脆弱
  - 为什么要做一个多波段收音机？

- **如何重新认识生育权？**
  - 谁说不生孩子就是特立独行？
  - 生育这件事，谁是相关方？
    如何决策要不要生育？
  - 结婚到底是不是人类的义务？
  - 不能生育，我们也值得堂堂正正被爱

- **如何在看病中学会辩证认知金钱？**
  - 爱和责任都有价格，疼痛和便利也被定价
  - 每个人尽力的标准是不一样的
  - 大病医疗费用支付结构理解
  - 大病医疗中为钱因小失大分析

- **如何感同身受病人的一天？**
  - 体察体弱病人的一天，像弱者一样感受世界
  - 给年老体弱病人的陪护用品建议

如何与人生的不确定性共处

这篇想跟大家聊一个话题：如何与人生的不确定性共处？

其实本质上，这是一个"如何面对变化和失去的可能性"的问题。

我自己的淋巴瘤分型是进展不很快、不会很快致命的亚型，自从复发以来，有半年的时间都在观察，全身的肿瘤以每个月 1 厘米的速度在进展，一开始只是体表一两颗，后来在 PET-CT 上已经是"密集恐惧症"一般的密密麻麻的，颈部、锁骨、腮腺、下颚、颌骨区遍布，腹股沟、腋下也是一团团，连最不常见的上臂和腿部肌肉间隙都是肿瘤，我整个人像个被不同处塞了很多小石头的透明雕塑。在 2019 年年末的几个月，我的体感明显很差了，洗澡的时候体表随便摸都可以摸到凸起的淋巴结或者融合成团的淋巴结。

之前一个已经过世的病友就是这样，从摸到花生粒大小到鹌鹑蛋大小，一天时间；从鹌鹑蛋大小到鸡蛋大小，一天时间。想到这些的时候，我还是坐住了板凳，足足观察了半年，在征询了一些"治疗复杂且不顺利"的病友的意见后，所有人（包括我看过的名医），都觉得不能再观察了，我才决心从 2020 年年初尽快开始住院换方案治疗，可是 1 月中旬我从武汉同济就医回来后发生了疫情，一直到 3 月我才开始造血干细胞采集和换化疗方案。

我不是吹嘘自己多沉得住气、多佛系。我只是抽离出来看自己，用陌生的、疏离的、冷漠的眼光审视自己的情绪，审视自己，"如果这件事可能结果不好，这件事是不确定的，你要怎么做？"

我再讲讲别人的故事。

一、她说她"看不到未来"

我的公众号后台和微博私信如树洞一样的存在，雪花般飞来的倾诉里，我听到最多的是大家对未来不确定性的恐惧，最常听到的一句话是"不知道未来会怎么样，我该怎么办"。

2019 年 11 月底的时候我和病友的皮件联名微博做了一期抽奖，征询大家对"人生的意义，活着的意义"的看法，然后听到了一个故事：一个女孩子 2015 年被诊断为多发性神经纤维瘤病，接受了几次手术，今年开颅手术后左侧身体偏瘫了；除了颅内的肿瘤外，从颈椎到腰椎脊髓里面还有很多大大小小的肿瘤，每次手术不知道会留下什么后遗症。她的双胞胎弟弟和她一样的疾病，在父亲由于该病去世后，弟弟颅内的肿瘤也在长大并且开始就医。

这是一种不适合生育的遗传性疾病，但是很多人直到发病才知道这种疾病。

这个女孩子面对的是以后不断的手术、术后并发症、肿瘤持续的新发，她面对的是弟弟也在发病、一家人都需要妈妈照顾、一辈子与医院打交道的人生不确定性。

不知道什么时候又要手术，什么时候又会发病，会不会哪一天早上突然不能动了，这种主观意志完全无法左右的人生状态，是她的日常。

可是你知道她现在在怎样生活吗？

她在很努力地复健，站不起来，走路困难，可是半年来她一直坚持。

她比普通人有更多支撑吗？

并没有，男朋友离开了她，妈妈也很辛苦，自己暂时不能工作，生活对她格外不公平。

她不曾抱怨过男友，她跟我说 2016 年的时候她颅骨病变，1/4 的颅骨都切除掉了换成了钛网，男友不离不弃地陪伴她，消解她的紧张、恐惧，"虽然因为现实原因没有走到最后，但是在一起的 6 年里，4 年里都是他陪着我度过，这份真情我很感恩了。"

最近她去医院配了支具，家里也有助行器和拐杖，虽然走路很勉强，腿部力量不足需要腰部力量代偿，但是起码可以自由行动了。

坚持下去好难啊，也有很多个想放弃的瞬间。

"可是为了妈妈，真的不忍心呀。"

二、她是和我同病相怜的人

我的朋友"一只蟹子"北上就医还替我问诊了。

她和我同岁，也是从东北考出来的女孩子，名校毕业后留在大城市工作安家。

她是个工作能力非常出众的女孩子，这个年纪在国企可以做到小中层，女儿3岁，所有人生大事问题都解决得很好，除了免疫系统紊乱这样的情况以外。

2019年她工作太累，家族遗传的系统性红斑狼疮发作，在出差途中晕倒，然后确诊了甲状腺癌。休息一个月回到工作岗位又经历了一系列工作变动，被动地离职再就业。

一方面，她热爱找到的新工作，出差多，需要拼命三郎般证明自己的努力、证明自己的价值；另一方面，她最近甲状腺癌复发、红斑狼疮加重，头发脱落，出现雷诺现象①，身体疲惫不堪。

免疫系统紊乱是一个很复杂的状况，容易导致癌症复发，自体免疫系统疾病本身也没有系统性治疗方案，两种疾病互相影响，发病机制不明确，未来疾病走向无法预测，多数时候只能优先处理紧急的、致命的问题。

她求诊了全中国该领域的许多专家，专家给她的建议是：没有好的办法，也不要追求什么了，在家养着吧，3个小时就休息一会儿。

更惨的是，她的遗传性红斑狼疮不去攻击肾脏和肺部，而是攻击心脏，她还要注意自己不要在工作岗位上突然猝死。她也知道，按照她现在的状态，猝死真的是一件无法预防、不知道什么时候会发生的事情。

真的按照医生的建议在家躺着养身体吗？

房贷、孩子教育、老人赡养没人负担。

真的放弃一线城市生活回到老家重考公务员和事业单位从基层做起吗？

那一开始高考出来拼了10年又是为了什么？

普通人，连"好好当个病人"都没资格。

"要钱还是要命"这个问题只能问却得不到答案。

我问她打算怎么办，她说："新买了一顶假发，不能让同事知道自己生病了。"

后来我觉得都没必要问她打算怎么办，于她来说，就是摸着石头过河，一深一浅往前走，为了家人多活一天是一天，工作之余就是陪老公和女儿，没时间哭天抢地不开心。

---

① 雷诺现象：指在寒冷刺激、情绪激动、长期使用震颤性工具，以及多种疾病影响下，诱发的血管神经功能紊乱，导致肢端动脉阵发性痉挛、血流暂时减少或中断，随后扩张充血的特征性病变，伴疼痛和感觉异常为特征。呈现四肢末端皮肤颜色间歇性苍白、发绀和潮红的变化。

三、他说我们要做灯塔

在瑞金医院出山帮我做"疑难杂症会诊"的王振义院士不仅搭救了我，还救了我硕士同学的老公小 K。

一年半以前从未生过病的小 K 突然持续腰疼乏力，在康复医学科、运动医学科做牵引、理疗了半个月无效后，在内科查出了急性白血病、DIC[①]。医生开了病危通知书，我同学签字的那一刻真的是天崩地裂，而重症监护室目前没有床位，学医的朋友告诉她最好去其他医院碰碰运气。

我同学是非常坚强能干的女律师，危难时刻果决利落，没时间哭也没时间慌，一个人向身边所有人求助，奔走几天不断争取，后来让小 K 住进了医院血液科，确诊为急性早幼粒细胞白血病，开始了治疗。急性早幼粒白血病是非常凶险的疾病，他当时情况危急到可能坚持不过 3 天，三系细胞急速减少，急需用血的时候他大学同学和我们硕士同学都很快为他去献血。"砒霜联合反式维甲酸治疗白血病"让他捡回了一条命，而王振义院士，就是发明了这个治疗方法的人。

急性早幼粒细胞白血病的确诊和治疗险象环生不说，小 K 还意外查出了"强直性脊柱炎"。别看他是个壮如牛的男生，经常腰椎、胸椎骨痛脆弱的像"瓷娃娃"一般。可是他面临跟我一样的问题。白血病还在持续治疗中，在风湿免疫科，医生说："你先治疗白血病。"血液科医生说："你这个疾病不是白血病引起的，还是去看风湿免疫科。"他在上海看遍了专家，最后得出的结论是"先吃止痛药吧，一粒不行吃两粒，两粒不行吃三粒，三粒不行换个药"。

漫长的一年半治疗期间，他除了承受白血病化疗的副作用外，还要忍受强烈的骨痛。

但是他完全没闲着，也根本看不出来是个病人。

每天早上他雷打不动地早起吃饭，打八段锦，学习英语，午饭后小睡，继续学习看书，晚饭后和朋友在郊区骑山地车锻炼。白血病小化疗的间隙就和朋友去户外徒步。

夏天的时候我问我同学："我们一起去爬山，他身体可以吗？"

我同学说："他昨天刚骑了 20 公里。"

---

① DIC：disseminated intravascular coagulation，弥散性血管内凝血。

后来我们一起爬山，他爬一段等我一段。

我治疗的时候他们来家里看我，说起他们在医院碰到的很多不知道怎么应对疾病、日常护理问题的病人，觉得很可惜。我在做的事情，也只是延续他们对整个群体的关心，希望更多人关注这个发展迅疾、大众了解甚少的疾病，少些误区和弯路。

在我和小K治疗的一年多时间里，我们的很多同学在结婚、生孩子、换工作。我们俩的职业发展却是停滞的。可是说起未来，他并不觉得这段时间被浪费，他从来没有放弃过为未来的生活做准备，他还是要上班，还是要继续读书，还是有很多理想。

虽然同龄人顺理成章在做的事情，我们需要小心翼翼才能实现，连吃顿火锅、乘地铁、去商场我们都冒着很大的风险。但是这并不妨碍他每天认真生活，为不确定的未来持续努力。

因为我们不仅是我们自己，所有曾和我们同行抗癌的人都希望看到我们的努力有好结果，哪怕我们只是"独善其身"，很多人也希望我们是灯塔，以"好好生活的样子"去"兼济天下"。

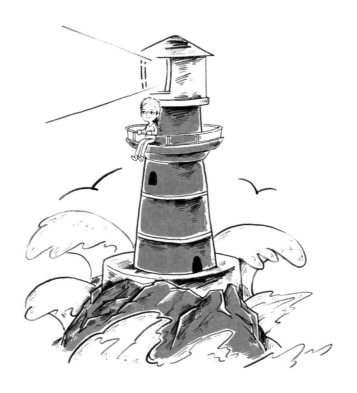

四、我希望你因为我觉得不孤单

很多刚刚确诊的癌症病人觉得自己生病了早晚都会死，不愿意经历痛苦的治疗过程；很多治愈后的病友担心复发，会问我"怎么做能不复发"，焦虑地等待复发的发生。

我非常理解这样的心情，因为这样"不好的结果"随时发生的不确定性会让人沮丧，让人质疑既然如此为什么还要为过程努力，既然终将失去为什么还要经历这些，既然现在的努力不能一劳永逸何必反反复复地希望到失望。

我穷尽了上海的医疗资源，得到的结论是基因突变、免疫系统异常。

我是极少数的病例，我没有可以参照的大样本数据和成熟治疗经验，我能做的只能是相信医生，在医生的指导下一起摸石头过河。我能做的就是让自己好好休息、保持好心情，让脆弱的、复杂的免疫系统处在稳定的状态，主观层面上，我没什么可以做的。

好像在滑雪场滑入一条无人经过的雪道，一个人栽在厚厚的足以淹没人体的积雪中。

但是我为什么要积极治疗、认真治疗、多家医院求诊呢？

因为我希望自己成为大医院的研究案例，治疗成功后给研究者们新的样本、新的方向，以后医生碰到类似病人时在一些方案的尝试上多一些经验和参照。

我希望以后跟我一样的罕见病例后来人，有一处灯塔可以瞭望，让孤独的、分散的、无助的病人知道，有这样一个人呢，她还在好好生活。

当无数个蟹子、小K一样的人都成为灯塔，我们就会让暗夜里迷茫、无助、分散的人看到，这里是港湾，这里是可以被理解、接纳和体谅的港湾。

每个人的人生都具有终极的不确定性。

只是于我来说，疾病的不确定性因素更多一些，但是这种偏差不确定性给了我其他的可能性作为补偿，给我时间和转机走了一条不曾想过的路，给了我尝试的机会，不然我一辈子也只是随波逐流、与名校精英们在同一个行业赛道比拼，循规蹈矩过完一生。

某种程度上，我的人生不确定性也是幸运。

我没有主动选择这种不确定性，但它确确实实给了我机会，让我去影响和帮助更多人，让我有机会参与此前从未注意到的弱势消声人群相关的公益，让我成为一个有能力"发声"和"发光"的人。

所以如何与人生的不确定性共处呢？

佳期再难得，活着的每一天，每时每刻，我都要多努力一点、多爱人一点。

五、但是我也希望你不要焦虑

我觉得我们现在生活在一个焦虑社会，为各种正在发生的生活压力焦虑，为还没发生的事件和变化焦虑，为自己养老、赡养父母、自己和家人生病、孩子上学、自己婚恋焦虑。

所以消费主义的主要销售方式就是：贩卖焦虑，在情感点刺激需求。

尤其是如果自己的朋友圈有保险从业人员，有什么天灾人祸肯定是要在朋友圈说，"早知道就应该如何，一旦生病家破人亡""风险从不等你""别到事情真的发生了才后悔没有买保险"，等等。尤其是每天早上，看到代理人朋友发的"你永远不知道明天即将发生什么""你无法选择疾病和意外哪个先来临"，等等，大清早还没醒过来就被这种焦虑渗透了。

更有女性号博主、医美号博主的发文，光看题目我就察觉到焦虑发动机在工作了，"女人不追求美，就别怪男人变心""你的孩子应该输在了起跑线上""你不买口红的样子，像极了黄脸婆"。以前做投资经理的时候，我们都觉得四类人的钱最好赚：老人不想死，女人不想老，男人想成功，小孩想聪明。

但是我们都明白，衰老、天资、疾病、死亡和运气，要么写在基因里，要么散落在时代机遇红利里，要么无差别地混杂在天然的概率里。

我想说的是，普通人如果能认识到一切事情的概率（可能性）和命运的局限性可能会少很多焦虑。

比如说生病这件事。很多读者看了我的文章后大概沉浸在病人的焦虑里了，尤其我的确诊非常机缘巧合，前期也无症状，"沉默的癌症"让他们担心自己也存在这样未被察觉的疾病，所以我后台经常收到这样的留言：

"柱子哥，我脖子上有个包，我肯定也是淋巴瘤，但是我不敢去看，我现在就要规划后事了，我要像你一样不慌张。"

"柱子哥，我从不敢去医院，我觉得我去了就出不来了，虽然我才 20 多岁，但是我感觉自己有很多疾病未被检查，一旦检查，我肯定就活不长了。"

"柱子哥我是一个甲状腺结节病人，我已经惶恐几个月睡不好了，我一想到自己总有一天也会得癌症，我就觉得现在的生活根本没有意义。"

我每天看到很多条这样的留言，一方面我可以理解年轻人对自己身体状况的在意和担心，另一方面我觉得他们受媒体渲染、统计学偏差、生活负面引导太多了。

的确有一些年轻人得了大病，但是普通年轻人没那么容易得癌症。

天灾人祸时有发生，但是，不必过分"杞人忧天"。

我怎么看待未知的风险呢？

作为一个大病病人，我想告诉大家，在我 28 岁的时候，根据中国保险大数据，未来 10 年我身边 100 个人中会有 6 个人可能会因为疾病死亡，所以普通人在 28 岁时面临的大病概率是一致的，只不过发生在我身上是 100%，不代表 100% 会发生在其他人身上。我虽然年纪很轻就确诊了淋巴瘤，但我的病友 90% 都是中老年人，我是少见的年轻人，我不希望任何知道我情况的朋友说"现在的年轻人好容易得淋巴瘤""淋巴瘤年轻化太明显了""她工作累所以得癌症"。这都是偏离了实际统计大数据的偏差，保险从业人员渲染该类事件造成认知偏差，媒体从业人员撰写抓眼球的励志故事强化认知偏差，所以，普通人看问题就会无形中被蒙了一层统计偏差的滤镜。

我不希望我的读者或者我不认识的普通人为以我为主角的统计偏差买单，因为担心我的故事发生在自己身上进而提前、不必要地开始焦虑。

你知道真正的不偏差的统计大数据是什么吗？中国每年新增淋巴瘤病人数也就 10 万左右，在 380 万新增癌症病人里，淋巴瘤也就是排在第十名的病种，淋巴瘤的分型有 100 多种，我这种分型每年也就新增几千例病人，根据年龄段的分布，跟我一样不到 30 岁的病人，估计也就几百个。

中国十几亿人口，没必要担心这样低概率的事件会立即发生在自己身上。

至于淋巴瘤同时合并自体免疫疾病，仅有千万分之七的概率，一般人有机会成为我这样的天选之人吗？

没有。既然没有，为什么要担心成为我，并经历我的经历呢？

作为一个互联网保险博主，我想告诉大家，生老病死都是概率问题，随着自然规律会逐渐发生的概率问题。最简单的例子，在我们投保保险的时候，不同的年龄对应着不同的费率，也就是交不同的保费。为什么这样呢？因为保险公司对不同年龄的人承担了不同的风险，放在整个人群来看，大数原则下，我们普通人面临疾病、死亡、意外的概率在同等年龄条件下差别不大。风险都被定价了。概率都是有数据可参询的。

所以我怎么看待过度投保？比如 20 岁出头的年轻人自己生活都还没安排好，却给自己买了大几百万身家的保险。我怎么看待过度治疗、过度紧张身体、过度焦虑健康的呢？我认为，最好的风险应对安排是：根据与自己风险发生水平相匹配的条件和自己应对能力来规划，而不是过犹不及或者提前焦虑。这是保险配置的核心理念。

自己的焦虑要与风险的发生概率相匹配。

我对风险的规划也要与我实际能力和未来的需要相匹配。

正常生活的时候不要过分担心突发天灾人祸而过分低落、惶惶不可终日。

正常身体条件下不要过分担心自己突然罹患重疾不日猝然长逝。

这种电视剧剧本和媒体故事，塑造的是生活的戏剧冲突点和转折性，如此才能吸引你的注意，因为罕见、特殊、发生率低所以被关注，因为大多数人都在过普通的、平淡的生活，没有这么戏剧化的事情。

我的人生，是普通人的人生；我的疾病，是被随机错误导致的基因突变选中，不必过度追溯原因、用"爱美甲""工作太累""家里风水不好"去解释。追溯过去是没有意义的，透支未来的焦虑也是没有意义的。

为重要的人生规划"计长远"有必要，为未发生的小概率风险而"杀鸡用牛刀"没必要。

普通人的一生，其实都会在一些人生阶段受难、受限、身不由己。生活里已经有不如意的常态了，就不要凭空让自己更焦虑了。

好好珍惜安好的今天，就是"一万年太久，只争朝夕"了。希望你们今天也开心。

第二节　共情认知

不是所有人都具有共情能力，甚至大家对共情的理解从根本上就千差万别。

对任何一件事情的理解不同，所构建的认知体系就不同，认知不同，自然进一步导致理解对方的方式和程度不同，遑论再上一层次的"共情"。

2019 年"抑郁症"主题的事件很多，该疾病也被大众进一步认知和接纳，微博超话广场也有相关的群体话题。

失眠的晚上我都在刷微博，有一晚我刷到一个 20 岁出头的男孩子跳楼，凌晨 1 点半，很多人在那条"时辰到了，永别了"的微博下留言，有激起对方求生欲望的、用激将法的、骂他脆弱不爱惜生命的、告诉他抑郁症可以求助和治愈的、奚落他矫情的。几千条留言，和曾经卢浦大桥 17 岁少年跳桥自杀的舆论反应一致。

我想谈谈我对理解别人痛苦和被别人理解痛苦的看法，就算人生而孤独，我也希望，在我碌碌无为的人生里能稍微理解别人一点点，我这辈子就算功德无量了。

一、共情是一生的修行

我看到那条"时辰到了，永别了"的微博后，翻了博主以前的微博，也翻了几千条留言，被是非裹挟、感觉无力的同时也在留言中发现了自己的影子。

我有个关系很好的病友，确诊和治疗时间与我同步，平日里说说话，交流很多，他经济条件很好，人也很优秀，有家庭的支持，甚至他的病情在我看来也还好。我们的交流就是倾诉痛苦无望→针对性开解→彼此不理解的鸿沟增加→互相比较一番→客套结束的死循环。可能在某些时候，他从我这里得到了开解和安慰，但是更多时候，他会做比较、自卑、痛恨自己的软弱，进而揠苗助长般强迫自己成熟坚强、减少倾诉。

他会在我没有及时回复他的消息的时候，有些失落地问我："你是不是觉得我太负能量了，觉得我很烦？"或者"对不起，要你听我这样的人倾诉，说说你的事情吧。"我可以想见屏幕后面的快 40 岁的他在表达感受、敞开心扉这件事上的无力、怯懦、诚惶诚恐。

我真心关心他、愿意理解他吗？当然。

可是，我时不时地会察觉到自己自以为是地代入他的角色，做出"不至于如此痛苦""我要是你不会如此""你已经比别人好太多"的判断。我偶尔会说："你有几套房子，你有那么高的收入，你病情也不严重，你真的比很多人好多了。"这是一种典型地用"比上不足、比下有余"来评价对方的方式。在企图理解、安慰他的时候，分明有那么一分轻慢。

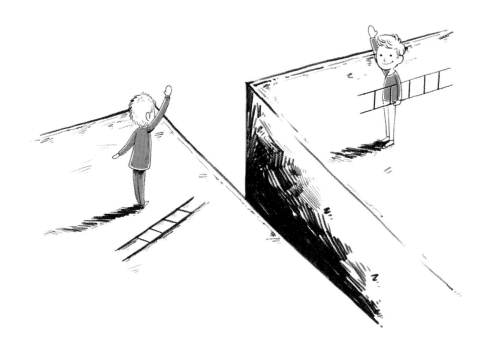

有一天我和另一个上海女病友聊天的时候，我才意识到，对于 40 岁左右、从小顺利、衣食无忧的上海本地人来说，这场大病可能是他人生中遇到的第一次重大挫折。站在我的角度，他确实拥有很多，但是，我怎么可能理解得了他的失去感呢？

人与人之间是有巨大的鸿沟的。

理解别人是很困难的，被理解也不是理所当然的。

我认真翻了一遍我们从一开始的聊天记录，反思了几点：

首先，我希望自己承认理解别人的困难，对共情有谦卑之心，不要说"我有个朋友如何如何，他根本没事，我完全可以理解你的处境，你就是如何如何"这一类的话，我没有资格定义他的痛苦，做出价值判断说值得或者不值得。

其次，我不该去量化别人的痛苦，不该去投射自己的评价标准，痛苦是没有比较级的。想必所有人都讨厌这种安慰，"我曾如何如何，你这点事算什么，不及我的一半"，轻视、否认别人的痛苦，本质上就是一种非要在别人人生艰难时还要炫耀优越感的自恋和自私。处境决定心态，还有一个变量，就是一个人的承受能力。我们从小接受的那种强加于人、强人所难的"挫折教育"，无疑弱化了我们成年后对别人痛苦的理解能力，总要在别人软弱时悻悻地嘀咕一句"温室里的花朵""抗挫折能力真差"。

再次，任何时候，我希望自己怀有起码的善意，撇开自己人性的窥探欲、优越感，不站在道德的高地上批判别人。我这一年多来收到了几万条鼓励的信息，在极少量的中伤评论中，我觉得最伤人的是这句："她就是矫情戏精，把自己放在舞台上顾影自怜，博得注意，闲得没事干。"直至今日，我想到这个人说的这句话，都觉得很受伤害。所以我自己在以后任何时候，都慎用"矫情"这个词，因为这个词意境太丰富了，它背后隐含着轻蔑、羞辱、戏耍、不以为然、轻贱、否定，等等。

17岁卢浦大桥少年的事件里，很多人不分青红皂白地给死去的孩子扣上了"不管父母死活""不孝子死了也好""家门不幸"这样的道德帽子，我承认父母有时失误，但在不了解具体亲子关系和事件起因之前，不能道德先行，是非之后才是道德评判。

最后，我希望自己始终警惕人性最灰暗的一面——见不得别人好，因为自己不幸而嫉妒别人的幸福或者落井下石。我在年少时见过太多心里很苦的中年主妇，在自己不幸的同时，一定要看到别人家更加不幸才心理平衡，真是可恨又可怜。人性的阴暗不会因为我们接受了更多教育而消失，它只是躲藏得更隐秘。我希望自己在正视自己人生艰难时，也用余光看看，背光的影子是不是也光明磊落。

二、被理解并不是人际关系的试金石

很多病人痛苦的根源是：渴望别人的关注和不带同情的爱，渴望被完全地理解和安慰，渴望在人情冷暖中证明自己活着的不可替代的价值。一旦生病，就觉得凡是有过人际交往的人都该关心自己、迁就自己，本质上，抬高了痛苦在人生中的稀缺程度，也忽略了众生皆苦的真相。

生病是很不幸，可是别人的人生也都有各自的困境和痛苦，他人没有理解的义务。扪心自问，在我们经历人生艰难的时间段，有没有对别人的人生大事选择视而不见。就算没有得到预期的嘘寒问暖，也可以想想也许我们也没有感同身受别人的人生大事，自己的困境不是对别人人情冷暖的考验。在我生病的一年里，我送走了一些人，但是身边同学同事很多人生了小孩，我也都没机会去看，自然也没能足够体悟到人家养育新生儿的辛苦。等我身体好些了再翻大家朋友圈的时候，他们的小孩子都半周岁了，变化很大。每个人都如同在玩密室游戏，当你感觉自己在黑暗困室找不到通关密码的时候，别人也许在另一个密室的海绵球里呼吸困难。时间是平行的，不是谁等着谁，而是每个人都在行进。

另一方面，有时人处在痛苦和困境中就会愈发敏感和自卑，揣测他人"看笑话""羞辱""凉薄"，难免自己难受。我知道凉薄时有发生，但我也相信成年人有独立判断能力，能领会到一段关系的深度和区分对方的善意与恶意。在力所能及的范围内，对收到的关心，不去恶意揣测和曲解，领会并接受不同形式的善意，也可以减少不必要的痛苦吧。我感受最深的是父母这辈人重视亲友的嘘寒问暖，我最常听到父母抱怨的就是"病房里谁家好多人来看，拿了什么什么，我和你爸眼巴巴地看着真羡慕啊！""这次生病你大爷明知道你爸化疗反应大，都没来个电话问一声""那谁碰到我们都不是好眼神，肯定是心里嘀咕我们家都是病人"……我可以理解在熟人社会里那种难以避免的攀比带来的失落感，也可以理解异样的眼光时有发生，可是这样的情绪，除了伤害自己外，又能得到什么呢？外求情绪价值自然是把自己的心放入刺猬窝里，哪个小刺猬扭捏一下，都可以刺痛自己的心。

三、我们无处安放的脆弱

我们的耻辱文化里，看低示弱。

人们喜欢汲取正能量而排斥负能量，厌弃祥林嫂，是正常的。

可是我们的社会对抑郁症和其他精神疾病的了解并不多，专业的帮助也未能覆盖到绝大多数有需要的人。这就会造成一个现象：我们普通的、稍微有点"丧"的、偶尔抱怨的人，成了真正抑郁、痛苦群体的人肉消声器。也可以理解为，轻度的人群遮住了重度的、真正有求助需求的那部分人。

庞大的人群里，游离着无处安放的痛苦和脆弱。我们每个人的情绪容器都不够承载它。

人们在感受到无力的同时，内心隐隐地又会隐藏起自己的分享欲、倾诉欲，害怕自己被当作"祥林嫂"，害怕流露自己的"抑郁"倾向。我时常在想，就算我明白人生而孤独，痛苦也可能是常态，我是不是可以勇于表达自己的痛苦，也可以选择独自承担，但是不必矫枉过正、杯弓蛇影，不敢倾吐一丝自己的痛苦，不敢求助。

我们似乎警惕自己的"丧"被别人唾弃和嫌弃，也没有自己觉得安全舒适的环境能自我消化。

这不是我们个人的问题，也不是我们个人能够解决的问题。

我们能做的是，允许自己也允许别人流露、倾诉和求助。而不是当一起起自杀悲剧发生时，全社会短暂的悲伤，一个家庭永恒的痛苦，每个人永无回声地沉默。

四、我想当一个多波段收音机

在我生病之初，有无数个对生活绝望的瞬间，我觉得自己是个掉入枯井的困兽，再怎么呼喊，痛苦也只是被枯井的石头墙壁反弹回自己身上。暗夜里对面一盏灯都没有，也会脆弱到想要纵身一跃。

可是啊，我很幸运的是，在这个人生阶段，有这个公众号可以表达自己、倾诉心事、获得理解。

我接收到了很多种形式的关心，蚂蚁森林有一株"柱子哥康复树"，有几个好友每天给我浇水，帮我种一棵胡杨；公司保住了我的工作，同事的关心礼貌而体面；同学们会经常留言给我，让我知道自己被在意和理解，还有很多我知晓的心照不宣的关心。

被理解是一种福报。

所以我也想当一只小萤火虫，飞过一个个困兽号哭的枯井，给别人一点点微弱的光，偶尔，也能让别人感受到温暖和爱。

所以我也想当一个多波段收音机，能收听到不同人的心声，不去刻意屏蔽别人的痛苦，偶尔，也能稍微理解别人的一点点人生。

可是我也会时常清醒克制地知道：公众号，包括其他支撑我的事业线，本质上也许都是我"理论成熟、逻辑自洽"地给自己洗脑，洗脑让我觉得自己在做有意义的事情、在传播被需要的知识。我只是人为地给自己造一个信念、"价值化"一项东西，支撑自己，支撑自己匮乏的求生欲和辛苦就医的生活，让自己感觉被需要，从而多活一天。这是一种自我保护机制。

甚至，除了我本身的理性和职业冷酷之外，我觉得自己的自我保护机制就是有着惊人坚硬的外壳。就像我确诊时没有崩溃，就像我治疗一年多以来如此坎坷也没有崩溃，根本原因在于，我知道自己在保护罩里，我知道我自己内生的自我保护机制会接住我。

我也会困惑自己在做的事情到底能不能帮助他人，是我的自以为是的自我感动，还是真正到达了需要我的人那里。这是一种对自己的共情能力的反向反思，我是真正理解了别人，还是我以为我理解了别人；别人围过来认同我，是安慰我还是真的接受了同一频道的认知。

在一个冬季的雨夜里，不知是每一滴雨轻重不同还是打在雨棚、支板和阳台的声音不同，我坐在阳台上说着这些事的时候，心里就像一个被调慢到 0.01 倍速的架子鼓一样。我一向毒舌直白的好朋友石头哥说："你就是想太多，而且想那些没用的太多。我很久之前就说过你，你脱离普通人的生活太久了。但是这没错，你那个层次的人，有你那个层次的生活方式。"

这是实话，当然我也明白，其实很多人只把"共情"这件事当作"摸下头"一样的温柔动作，一项心灵抚触罢了，因为这并不解决问题。就像我确实输出了很多自己的理念、观念、认知逻辑、思维体系，但是所有包括我在内的普通人其实依然会受限于自己的认知、解决问题的能力和执行力。没人需要非同一处境同一资源条件的人"好为人师""指点江山"，不能"站着说话不腰疼"，我能做的也许不是一直这样喋喋不休，而是身体力行做一个潜移默化影响别人的人。

"人是万物的尺度"。我也许不用拿自身跟外界、跟某人去对照衡量，我只想自己如何用这难得的人身就好。

如果真的是这样，树洞一样的我呀，也许"收到"就好，不能渡谁，润物细无声地做一个温柔的人，就算很好了吧。

第三节　我可以不生孩子吗?

2019 年 3 月化疗刚刚结束，眼见着身体进入恢复阶段，体力稍微好点，我就觉得自己是健康人可以无所不能地回到原本生活轨道了，除了生孩子这件事。未育女生变成癌症女士（cancer woman）后可能由于年龄、病史、治疗控制等很多原因，在婚恋问题中的生育选项上受挫，我本人亦然。这里我想分享一下对这件事的看法，当我不愿意、不想、不能、不应该生孩子的时候，我可以不生孩子吗?

一、计划生育，计划有变？

28 岁算最佳生育年龄了吧。

如果没有生病的话，我大概会在 30 岁之前完成生育任务。从读书时我就开始看着朋友、同学、同事生孩子，每天在朋友圈和微博"云养娃"。看到大家的娃一天一个样，感受到溢出屏幕的母爱的同时，一直有年龄焦虑感，"我也该生了吧"。毕业后的几年，我都浸泡在生娃吃苦、育儿艰辛、教育花钱、辅导功课糟心但陪伴孩子成长超幸福的话题里。我一度觉得，就是不明所以地觉得，我肯定是会生娃的。

如果没有出现突然的变故，生娃就是我人生中跟中考、高考、毕业工作一样的按部就班、循规蹈矩的标配人生大事。

然而我治疗前没有冻卵。我的身体为了接下来的治疗也并不能够生育。

这件事一度成为我的婚姻和家庭关系里最大的隐忧。

我为什么没有冻卵呢？

我治疗前自己决定的。

之后的 5 个月治疗时间里，我收到了很多关心和帮助，其中数量最多的安慰是"没事的，治好了你还可以再生孩子""你看老唐多好，你没生孩子也没跟你离婚"。（当然还是希望普通人不要对病人讲这样的话，不仅因为这是隐私，更是因为这很冒犯对方。）

我突然意识到，原来不生孩子在传统的公序良俗和社会认知里，是一件非常可惜、遗憾、不得已的事情，主动选择不生孩子是一件非常特立独行的事情。

我从来没想过，原来我们特立独行的门槛这么低，不买房、不结婚、不生孩子都可以被归为特立独行的选择。

二、谁说不生孩子就是特立独行？

我在 5 个月的化疗时间里都在想以后要不要生娃这个问题。

每一次老唐抱着朋友家的孩子温柔又宠溺，每一次我看到公婆在小区里满眼艳羡地看着别人带孩子，每一次我看到好朋友的小孩越来越可爱的样子，我都有点怅然若失。

我忍不住想，这种怅然若失是因为我觉得不生孩子是错吗？是我的过错吗？我人生就不完整了吗？不生孩子究竟影响什么？不生孩子难道我就不配被爱，不能再自由地选择婚恋，不能平等地维持婚姻，我就亏欠了任何人吗？

在当前的社会语境下，理直气壮地说"生不生是自己的事，不干任何人的关系"好像不符合社会现状，那心有戚戚地说"我不生孩子对不起自己、对不起老公、对不起家庭、对不起社会"好像更不对。

我认为，对于要不要生孩子这个问题，发起人在我，主动权在我，生也是我亲自生，我的意愿是第一位的也是最重要的。

对于不生孩子是不是错这个问题，假设这是超出我个人决策范围的问题，那么只要没有伤害相关方的利益，或者所有相关方可以达成共识，那就没问题。达不成共识呢？那就不要结成利益共同体。

那相关方都有谁呢？

我认为，我考虑不生孩子这件事，影响了我自己、我的配偶、我潜在的孩子、我们的父母和国家。

这五方里，我坚信我自己的意愿和决定是最重要的，是具有一票否决权的。

处境决定心态，只是因为处境不同、条件不同，做出和身边人不一样的选择，这不是特立独行。

三、生不生首先且最重要，是我一个人的事情

所有看过《人间世》（第二季）之《危重孕产妇赌命生子》的人都知道，女人用自己不合适的身体在不合适的条件下生个孩子有多么危险。我不认为这种赌命生子抉择是"傻"、是"错"、是"老公可恨"，这完全是基于个人人生观、世界观、生死观做出的符合个人意志的选择。

没有比结婚生子更透彻反映一个人三观的事情了。

说到结婚生子是女人的人生大事，最让我触动的是 2018 年看的那部 19 岁天才导演拍的电视剧《恋之月》，30 多岁的和子在结婚生子、求职追梦的人生路口爱上了 15 岁少年，和子的姐姐怀孕困难，历尽千辛万苦求医问药生了老大又生老二，在看到和子浑噩迷茫时对她说："如果有一天你去世了却没有孩子，还能留下什么你活过的证明呢？没有一个人会记得和子你，爸爸妈妈还有我都不能接受啊！"

　　这句话击中了我，"砰砰砰"三枪打中胸口的那种。

　　可是，我到底需不需要一个自己的孩子来延续自己？没有自己的孩子对于一个女人来说就不完整了吗？我又为什么一定要被证明、被纪念？

　　这直接上升到人生的意义层面了。

　　我思考我的短暂人生到底有什么意义也没几天，但是以我浅薄的认识，我认为母亲和孩子的人生是各自独立的，以生养为起点和支撑点的"延续"总有着道德绑架和"创造论"的意味。是我们选择了孩子，不是孩子选择了我们，我又何德何能让孩子延续我普通、平淡的人生呢，孩子有自己的星辰大海呀，我自己的人生都没过明白有什么好让别人延续的呢？

　　至于如何定义女人的完整，就更让人摸不着头脑了，是生理上、身体上的完整还是社会假定功能上的完整，好像也是仁者见仁的事。按照女性消费品和化妆品的营销原理，我没买几个奢侈品包包、没买全口红色号都算女人的不完整。可是我不接受这种不成熟理论扣的帽子，我觉得自己穿过好看的且喜欢的衣服、自律地管理过自己的身材和职业发展，就觉得当个女孩子挺知足了。

　　至于为什么一定要有后代来纪念我，我其实完全不在乎。我不是具有伟大思想（great mind）的人，也没什么流芳百世的丰功伟业，人死灯灭，我就是这个星球上一粒微尘而已，如果只是为了一己私心，让一个孩子成为我活着的、行走的墓碑，未免强人所难。

　　类似的话在我上海各大医院就诊的过程中几个医生也跟我说过。

　　2019 年 9 月中旬我去一位很有名的生殖医学专家处就诊，女医生要我在卵巢生育功能评估的基础上同时取得血液科和风湿免疫科对我两种疾病的意见，一定要在"大人安全，胚胎安全，夫妻双方同意"的基础上实现。我那时刚刚发现淋巴瘤结疗后复发，换方案可能会永久丧失生育权，无论是自体移植、马法兰的应用还是来那度胺造成畸胎，都会对育龄女性造成影响，我的主治医生顾念我年轻，也很难痛下决定让我立即治疗。

　　在上海肿瘤医院就诊时，女医生非常恳切地摸了一下我的手臂，温柔地跟我说："生育这件事是一件系统的事情，男人只需要考虑种子，女人还需要考虑土壤，除非国外代孕，你现在冻卵和冻胚胎意义都不大，你的身体可能以后都无法承受。"

　　上海瑞金医院风湿免疫科的医生也是认真地握住我的手臂，先是温柔地安慰我，而后非常直白地告诉我："不能为了自己的想法就生育，就算你现在冻卵、冻胚胎成功了，只有 3 种可能——一直怀不上，无法着床；怀上了也保不住；保住了生下来没多久大人走了，剩下孩子一个人。为了自己生育的需要，留下一个没有主动选择过的孩子，公平吗？"

知道自己的身体再也没有冻卵、冻胚胎、生育的基础后，我不知道是舒了一口气还是怅然若失。打车回家的路上看着城市的一切，我觉得人生的一部分可能性被彻底夺走了。现在的老公以后可能会重新建立家庭养育孩子，而他们的生活里活泼的小孩子会跟我没有半分关系，这个世界上也绝不会有人承继我的聪明和容貌。

那一刻，所有道理都明白，但是难忍自私的失落感。

冷静下来，抛去感受，抛去不甘心，抛去身边所有人给我带来的"不同感"，我心里非常清楚。这些冷酷的道理就是点破问题的实质，和我是否不得不合理化自己的处境、强辩自己选择的正当性没关系。

一方面，对于我个体而言，客观上，我没有足够独立的人格、充足的精力和健康的身体来生孩子；主观上，在我有那么一点点喜欢小孩的母性基础上，我承认没有孩子是缺失、是遗憾，但我可以接受却不强求，我也不需要孩子来延续我的人生、完整我的人生。

另一方面，就算我有能力生却选择不生，或者我觉得我没那么喜欢小孩子，也不觉得孩子对我的人生来说很重要，那么没有孩子就不是缺失、不是遗憾。

那对于我个人而言，就是可以不生，我有权利决定不生。

如果在这个社会里，女性没有对生育的一票否决权，我们就该警惕《使女的故事》[①] 成为现实。

如果在这个社会里，女性被定义了生育的工具属性，那么重男轻女、性别失衡就是必然会发生的事情。

就算所有相关方都觉得我有生育的责任，我的个人意志也该被尊重，我有权听取所有相关方的意见去综合考虑、去权衡。

说回《恋之月》这部剧给我最大的启发是，是否接受这个男人、要不要结婚、要不要生孩子都是有选择的，我们看似被生活的各路洪水裹挟，处于漩涡之中，可我们始终是站在一块巨石之上，而这块巨石，是我们自己的内心。

---

① 《使女的故事》：美国电视剧，讲述了被迫沦为生育机器的女主人公，在由男性统治的极权主义国家的经历。

四、你愿意为我修改婚姻的基础配置吗？

就算我对生育这件事拥有一票否决权，在当前的社会语境下，我也理解大家都不是圣人，如果我不生，在各方都有明确期待的前提下，所有人都是承受方。我依然需要与生育的各个相关方达成共识，就算达不成共识，至少也要跟相关方说清楚、给出选择。

除了我自己外，第一个相关方就是婚姻中的对方。

在我住院的第二天定下来治疗方案，医生就找老唐谈了对于年轻已婚未育女病人的准备措施：打卵巢保护针和冻卵冻胚胎。

老唐和医生谈话回来后传达了冻卵的建议，我们在淮海路上我最爱的居酒屋边吃烤肉喝啤酒边说这件事，两个人都哭了。

"你会不会因为我不能生孩子而跟我离婚？"

"我不会只因为你不能生孩子而跟你离婚。就算你勉强生了，你不在，对孩子、对我来说都不公平，说到底，这是要你做决定的事情。"

那家居酒屋的限制用餐时间是 2 小时，我基本边吃边哭，不知道自己是哭以后不能再出来喝酒吃烤肉，哭对老唐的内疚，还是哭自己无法成为母亲的失落感。百感交集，一桌子半面都是鼻涕纸。

那是我觉得自己爱老唐的巅峰时刻。

后来我们每次吵架我都会想起那个场景。

好妹妹有一首《谎话情歌》，歌中唱道"此时此刻我是真的爱你"，那个时刻对方的诚意在那个场景里足够打动我，让我相信彼时彼刻他是真的爱我的就够了。

而且就算我不相信男人一时的承诺和感情，但我愿意相信最基本的是非观。

你既然说了这个话，那么我默认在我只有一个晚上的决策时间条件下，我获得了你这一票，我该考虑别的方面。

这一票老唐虽然给了我，但不代表生孩子这个问题不存在了。

生育是包含在大多数人的婚姻诉求里的，诉求随着年龄和环境的变化其实也会变，所以有的信誓旦旦做丁克的夫妻会一方反悔，有的重男轻女的丈夫会离弃没生儿子的妻子。抛开两个人的爱情、依赖、信任这些因素，需求的妥协也意味着对方的权衡和取舍，如果要走下去，两个人还是需要共同更改婚姻的配置，我无法一厢情愿地认为对方只是道德上的情深义重就可以牺牲自己根本的诉求。

在婚姻里，我从不高估爱而低估人性。

那下一票就是为我们付出的父母。

回到家，我也对公婆讲了同样的情况，我明确地告诉老人"几年内都不合适生育"的问题，以及我以后可能都不会想或者不具备条件生孩子的情况（具体对话不表）。

一个屋檐下共同生活多年的老人，还是很爱重我的性命，接受现实。

但我并不把老人的这份理解当作理所应当，对于老一辈人来说，家族、血缘、传承是非常重要的观念，为我们子女的付出里也明确包含了传承香火的期待。

我生病后一年多的一天，我和老唐在聊赚钱的事情，我公公失落地说了句："谈钱有什么用，有什么希望，赚钱给谁？"对于他和我婆婆来说，他们的人生就是为了儿子，一辈子都是为了儿子，我婆婆以前常说："不生孩子结婚干嘛，结婚就是为了养育后代呀。"现在他们年纪大了，觉得自己的一切都留给儿子，而儿子40岁了还没有后代，将来作古，一切又留给谁呢？一切又为了谁呢？

他们的人生观里，人生一定是要"为了谁"的，而这个"谁"总不是自己。

我不会因为不认同这样的观念而认为它是错的，我也接受老人心心念念的期待贯穿在生活的细枝末节和情绪语言里。我不去争执这些，但我也有我的态度，"只要我活着，我会负责你们的养老送终；我不在了，我也会为你们全家考虑的"。

大吵大闹对我来说并没有必要，毕竟，如果只是言语上逞强占上风，就会彻底挫伤家庭关系中很重要的部分：互相理解，共同承担。

还有一票是潜在的没有出生的孩子。

Ta不能表达自己的意见，我只好代Ta考虑。女性癌症病人生育这件事，不仅是女性自己冒风险，更是小孩子陪着母亲一起冒风险，更别说我的系统性红斑狼疮有遗传的可能。在我的读者里有好几个患自体免疫疾病的，有个姐姐我印象很深，她说自己"作为结缔组织病病人，每天与疼痛相伴，生完娃完全残了，脚痛腿痛走不了远路。工作也停滞了，真心不知道未来在哪里"，看到她的留言我心里很难受；我还认识另外一个患系统性红斑狼疮的姐姐，40岁出头，发病两次，谈了两个男朋友都因为生育的事情分手了，她自己博士毕业有房有车生活很好，不愿意冒着身体的风险去生育，选择了现在自由自在的生活，也很好。她们和我有一样的疾病，过着完全不一样的人生。

就算不考虑医学的因素，我知道自己其实远没有做好为人母的准备，知道自己一旦做了母亲会多么不称职，对被动选择的孩子来说，也是十分不公平的。

我的邻居家有个刚上小学一年级的女孩子，扎着马尾辫，眼睛忽闪忽闪的，小小的个子，背着一个大大的红书包。我经常看到姥姥姥爷去接她放学，在楼道里碰到我，姥姥会让她喊"阿姨好"，现在她看到我也会远远地问好。

有一天下午我和老唐在楼下停车，听到身后细细的声音叫"阿姨好"，我转身看到小小的她，有点嗲有点撒娇的样子，心都化了。我走过去跟她说话。那个下午我忽然理解了有些女人为什么为了孩子可以坚持，可以牺牲那么多也要拼命生一个小孩。她们发自内心地觉得有个可爱的新生命与她们发生关联，可以无条件地单纯而无限地去爱这个小孩子，她们同样被回馈成长的乐趣和陪伴的幸福感。

我偶尔会羡慕，但是大多数时候还是冷静克制的，能静静地看看身边同学朋友的孩子，聚会时抱一下，看着他们长大，就好了。

总归，不能为了自己，为了婚姻，为了有个宝贝可以爱，就不加考量地生下Ta。

五、就算我不结婚、不生育，社会也不可以歧视我

最后的相关方，是国家。

不得不说随着人口老龄化、结婚率下降、出生率走低的问题开始影响经济和国家战略，社会的舆论导向开始"催生""催婚"了，《我家那闺女》（一档综艺节目）反映了当前主流舆论对于女性不结婚、不生育的偏见。我们的邻国日本也是为了解决少子化问题，每年上映好几部日剧为年轻人描述结婚、家庭、生儿育女是多么幸福、多么必须、多么迫在眉睫的事。社交媒体上，女性对婚恋和生育有点自己的想法，基本就会被定义为"女权"分子。

我觉得这有点走偏了。

日本人自己都觉得社会整天推动这种舆论导向有些走偏了，拍了部逼婚解决少子化的电视剧《结婚对象用抽选》反映这种倾向。为了把这个问题表达到极致，电视剧虚构了一个极端的设定：日本推出强制青年相亲结婚的法案，拒绝3次就会被送到反恐部队服役。在此背景之下讲述了不同人选择不结婚的故事，有性少数群体、看不到结婚意义的年轻人、不想恋爱的社交恐惧症宅男、身材微胖却封印女性梦想的女白领、因为生病摘除子宫选择规避婚姻的女教师，等等，探讨以下问题：

结婚到底是不是人类的义务？

婚姻是个体的自由还是社会责任？

其中一集关于子宫癌病人的处境的描述让我尤为感同身受。那个子宫摘除的女病人说："年轻，但因疾病而无法生育的女性，也是有的，如果没有这条法律，就只要按照自己的意愿避开结婚就好了。"我不禁想，在生育这件事上，我们对国家、对社会的义务到底是什么呢？

剧中男主角认真地写了一份报告，其中一个观点是：如果从经济的角度来说，生育提供了劳动力人口，劳动力人口缴纳所得税、养老保险金支撑社会总养老体系和行政体系的运行，那我是不是只要纳税、缴纳养老保险金、遵纪守法就完成了自己在生育这件事上的社会责任呢？

对整个人类社会来说，看过《自私的基因》[①]就觉得自己只是基因的携带宿主罢了，我为人类种族最大的贡献不过是几十亿分之一甚至更小的多样性而已。

就像《结婚对象用抽选》这部剧结尾的总结一样：

结婚生育并不是我们人类的义务。

我也相信国家和法律会尊重女性个人的生育意愿。

生育对国家来说是大计，动员所有社会舆论去推动、去鼓励都没问题。

但是我认为还是要以尊重女性的生育意愿为基础，当一个女性基于任何主客观原因不想结婚生育的时候，那么社会可不可以选择一个更宽容的对待方式，能不能让她自己跟自己以及相关方达成和解和共识，而不是站在人生意义这么终极的高点上要求和责难她？

六、结语

相信无数患癌女性在生病后都在各种口不择言的争吵和评论中听到过"你以后不能生孩子了谁要你""她得了癌症了以后肯定不能找对象了""哎呀，你生这么大病不能生孩子你老公都没跟你离婚"，等等，诸如此类言语。

恋爱、结婚和生育是三观相合、需求匹配的一个过程。

为什么生过重病的人就不能再遇到对的人？

---

① 《自私的基因》：英国演化理论学者理查德·道金斯创作的科普读物。

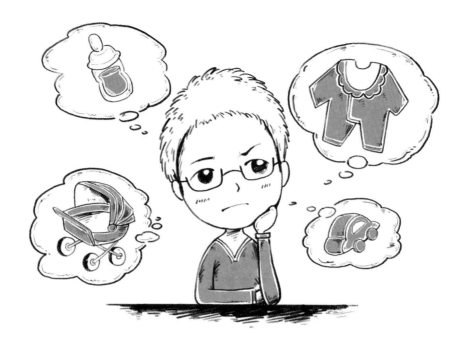

为什么不能生育的人就要被视为无用的子宫？

遭遇人生重创不是我们的错，这样的经历也丝毫没有理由被嫌弃。

历经千辛万苦捡回了一条命，就算没有孩子，往后余生，我们也有权利渴望爱，我们也值得被堂堂正正地尊重和对待。

至于当事人生孩子这件事，如果符合自己的意愿，与所有相关方达成共识，那么就是一件自我选择的人生大事，不是什么特立独行。也千万不要为外界的风言风语而难过、自卑，毕竟，这是我们自己的事情呀！

第四节　金钱认知——今天我们只谈钱

没有为钱痛哭过，不足以谈人生。

公众号上经常有人问我："柱子哥你每天跑医院、蹲门诊的几个小时时间你都在干嘛？"我说："我在听课呀！"其实不止，我还在看真正的"人间世"。

一直以来我在文章中不谈自己治疗的花费，一是敏感，二是呈现窘迫难免让人反感。所以我没说。但是我在 2019 年下半年集中时间在医院就诊时，实在是太密集地被"钱"这件事击中了。除了会在第六章讲到如何舒缓大病经济毒性，我想给大家讲讲另一面，究竟多少钱可以考验到人性。

一、"我们只是打工的"

你猜你老公会舍得花多少钱保住你的命？

2019 年 11 月初某一天我在瑞金医院风湿免疫科特需门诊门口候诊，像往常一样，等太久了腰酸背痛，逮着一个座儿就"葛优躺"，戴着蓝牙耳机眯瞪一下。我看到前排的一对中年夫妻一直都紧张地佝偻着身子往诊室门口探，后背一直是绷着的，一刻都没有靠过诊区的环形沙发。

我心想他们肯定是外地过来的新病人，因为他们不知道这个专家一上午要看几十个病人，新病人还要由助手医生记录病史，等两三个小时很正常，不必着急，小医生拿着本本出来喊名字再起身也来得及。

这对夫妻里妻子是病人，站起来很困难，要扶着膝盖慢慢起来。

刚好她就排在我前面，我看到了她的就诊全过程。

她手上的关节都不太能动了，坐在诊室里的凳子上也不太站得起来。

专家非常诚恳地跟她说："你做个 PET-CT 吧，我怀疑你不仅是风湿免疫疾病，还可能有癌症，全身检查一下吧。"其实这句话的潜台词就是医生已经高度怀疑她不是单纯的风湿免疫疾病了，一般第一次看该医生，不是情况危重紧急，医生不会轻易建议病人做这么贵的自费检查的。

"你现在的状况真的要马上治疗了，现在肺部还有很大问题，千万不要不当回事。"

"真的会要命的，抓紧住院吧。"医生反复说了两次。

夫妻俩满眼都是木讷和慌张。

专家看他们没有反应，也很着急，我也看得出来这个女病人确实问题很大，一般病人排队等住院通知至少一个半月，她的情况太重太急了，医生让她今天就做检查并把住院单开了。

专家和手下开单的小医生跟她解释："你现在的情况最好做一个 PET-CT，但是全自费，7000 块。我知道你们没想好，检查单和住院单先给你们开了，你们可以决定要不要付费。"

丈夫眉眼低沉不说话，妻子的眼睛像《动物世界》里在河边喝水看到狮子知道自己来不及跑的惊慌母鹿。

一般人这个时候肯定会感恩戴德地接了医生的单子马上跑去付费，可是这对夫妻实在是呆愣在了当场。

医生又说："如果实在没条件做 PET-CT 的话，住院至少做几个增强 CT 看下各部位的情况吧，再不行做 B 超吧。"

轮到我看诊了，妻子慢慢费劲地起身给我让座，我忙说："你坐吧，我没事，不用的。"

两人走到诊室门口，我都开始跟医生聊了，他们还是看着医生和我。

我抬头看着僵硬手指搭在诊室门把手上却按不下去的妻子，医生也回头对她说："你们可以出去了。"

顿了一下，医生又开口问："你们从哪里过来，做什么工作的？"

两人说："我们常州的，我们只是打工的。"

开单的医生说了丈夫一句："你倒是帮帮她呀，你没看见她的手已经开不了门了吗？"

丈夫赶紧扶着妻子出去了。门关上后，大夫说："都这么重了，才来看，当地的风湿免疫科都没看出来吗？"

我很清楚这个妻子确诊需要做的检查，自费差不多要 1 万元，外地自费过来，住院押金要交 3 万元。

我也猜得到，小医生开的检查申请单，他们不会交钱。

二、"我也知道输液港好呀！"

你猜病人输液血管疼不疼？

那天我在门诊的时候我妈突然打电话给我，我爸前一天做 PICC 没成功，因为长期化疗他的血管损伤太严重，于是临时改为锁骨下静脉穿刺置管，结果出了小事故，导致我爸出现急性气胸，又开了一刀做闭式引流。我当即全身血往头上涌，气得要爆炸。自己疼能忍，但是至亲至爱承受这种不必要的痛苦让我心如刀绞。

我血管很细，住院的时候经常从输液港这里抽血，从上腔静脉这里抽血也不疼，不会像手臂那里一样青紫好几天总也长不好。经静脉打药的话，我也是从胸口输液港这里走，不影响洗澡，可以提重物，可以游泳，抬得起手臂，感染风险低，护理得当可以放 5 年甚至 10 年以上。

可是我在医院见过更多用 PICC(装在手臂上的)、锁骨下静脉穿刺置管和手背留置针的病人。

PICC 是最多数的选择，每周护理，洗澡需要包个保鲜膜，也有进水感染的风险，会留个烟头烫疤大小的瘢痕，不能提重物，睡觉侧压到这侧手臂也不太行。但是它被列入医保目录中，很便宜。

锁骨下静脉穿刺置管会有皮肤破口、容易阻塞、每周护理还是容易脱落，脖子那里就像有个"尾巴"。

化疗会强烈刺激上肢的静脉造成静脉炎，甚至在"跑针"的时候可能会烧伤局部皮肤。所以住院开始化疗之前，护士会告知病人几种静脉给药方式，病人决定好了就去介入科做一下。

对于预期会长期化疗、可以接受体内植入装置的人来说，输液港又安全又省事，除了全自费 5000 元外，没有缺点。

我住院的时候见过很多初次住院的病人，护士交代了几种静脉给药方式后，家属和病人商量装什么，很多时候是四目相对、心照不宣的。还有长期化疗的老年病人一直用 PICC，我在输液护理门诊去护理的时候，大家坐在一起聊天，每周护理真的很麻烦，要风雨不误，坐在走廊里，他们只能抱怨一句："我也知道输液港好呀！"

我爸爸 2016 年在上海装了输液港，治疗半年后回了老家，老家的医院根本没有人用输液港，护士也不会护理，后面没办法只能又取了出来。隔了 3 年，小城的医院终于有护士去省城培训学习了护理方法，介入科的医生没做过这个植入手术，怕有问题，不敢给做。

在东北小城，输液港全自费要 7000 元，相当于该市月平均工资的 2.5 倍。

所以介入科的医生还没有练手的机会。

三、"我也是打着算盘过来的"

我小时候在东北上学的时候，经常听父母讲到一句话，"钱难挣，屎难吃"。

话糙理不糙。

一路走来，我也是从自己赚钱第一天起就认真记账的，5 毛钱都会及时记账，一共 48 个条目。

我看病是单独记账列支的，所有发票、费用明细都仔细整理，也为钱发愁，没有真正从容过。

自己看病心里有个掂量，穷有穷的治疗方法，富有富的多样选择。可是对于至亲至爱，我也曾为给家人看病失声痛哭。

2016 年的时候医生跟我提出两个治疗爸爸的直肠癌的标准方案：

① 贝伐珠单抗（安维汀）+ 氟尿嘧啶

② 西妥昔单抗（爱必妥）+ 伊立替康

当时这两种靶向药都没有进医保目录，30 万元我真的拿不出来，在上海全自费，检查出来有基因突变可以吃靶向药，我也没钱给我爸爸用。

我虽然尽力了，但是真的，我觉得我跟父母开不了口。

那天下班我就和老公在楼下讲这件事，讲我的内疚和无力，失声痛哭。

那天我爸住的那栋住院楼有个病人跳楼自杀了。对于"拿钱续命"的很多其他病人来说，这种冲击是致命的。

我都不知道自己是怀着什么心情跟我父母说："我们现在没有能力用这个药，我很对不起你们。"

父母自然不会怪我。可是，很长一段时间，直到现在，我都会为这件事后怕，万一因为没用这个药，人没留住或者生存期缩短了怎么办？

"感觉你的生命是在我手里流逝的。"

我至今想起那个晚上，心里都难受得像装满了水的小气球被空手捏爆。

后来我逐渐明白，每个人"尽力"的标准是不一样的。

在医院待久了，我也逐渐明白，无条件的爱和有成本的付出，能讲的道理和帮不了的无力感。

再情深义重，在医院的缴费窗口，人性也是很容易探底的。

四、每个人"尽力"的标准是不一样的

可是我想让我的读者，不要那么轻易地在医院的缴费窗口抽回刷卡的手，在关系里为一个数字心如碎瓷。

我整理了自己就医一年余的医疗花费支出（以我的淋巴瘤为例），并做一分析，希望大家看后对大病费用的支出结构和支付方有个概念，不要因小失大。

大病医疗花费分为三部分：确诊前、治疗中和离院后。

确诊前的门诊检查主要以明确疾病诊断为目的。可能涉及的检查包括 B 超、增强 CT、普外科日间住院淋巴结活检和血液检查等，很多因为分型复杂或者医生经验不足，导致多次检查几经周转，甚至换了多个科室最后才落脚血液科，这个阶段总花费 1 万元到 2 万元是正常的，当然很多人也只自费了 1000 元左右，要看个人具体情况。在这个阶段，社保＋团体保险报销＋自费可以解决对应的费用。

住院治疗可能涉及的费用包括：床位费、检查费（心电图、胸片、增强 CT、PET-CT 等）、护理费、膳食费、药费、化验费、治疗费（包括植入式静脉给药系统相关费用）等。上述各项费用根据医院、治疗顺利程度、方案不同而千差万别，但是费用类型差不多。这部分费用可能需要社保＋团体商业保险／职工互助保险＋住院险／百万医疗险等商业险种合力分担。

离院后的常规复查主要以跟踪疾病恢复情况为目的。我把这个阶段的费用产生粗略分为两部分，如果只是随访检查，那么费用主要为门诊挂号费、检查费（B 超、增强 CT、化验费）、药费等，治疗顺利且疾病没有复发进展的话，1 个月、3 个月、半年的复查频率产生的费用并不高，办理大病医保后可能足够承担。但是如果离院后还需要长期吃药，尤其是维持治疗用的自费药、靶向药，或者复查结果不好需要重新采用更精进的治疗方式，自费比例就会加大，如特需门诊和特需住院费用，院外定期购买自费药、靶向药，甚至需要用血、代购海外新药，费用就会攀升。这部分费用承担方式和"确诊后的住院医疗"费用支付结构差不多，但是有无商业保险就会天差地别。很多病人家庭可能无法负担病情变化、复杂化、恶化所带来的一系列费用结构和性质的变化。

以上我分别列举了部分相关费用的主要类型，对于读者来说，最重要的是对大病费用形成一个基础框架，了解对应费用的支付方，也建议大家有个基础的支付结构概念：基础的医保能解决最广泛、最基础的费用，所以无论如何都要买，没工作的至少去买个灵活就业医保；几百块钱买个百万医疗险解决大部分自费部分；在这个基础上，有余力的再买个给付型重疾险作为大病期间的看病机动支出和收入补偿。

有了这个基本保障，起码给自己的费用支付能力加了杠杆，不至于全自费，不至于因为几万元治疗费而手足无措。不至于刚确诊就没钱治疗了，花钱做完手术就没钱吃药了。在这里我讲个非常悲伤的例子，我有个病友是 Castleman 病，该病在 2019 年才被纳入罕见病目录，但不被认定为"大病"，不享受相关报销政策（Castleman 病所需用药不在医保目录批准的适应证里），而且国内的治疗医疗资源少，很多病友只能在北京、上海固定的少数专家那里治疗，所以治疗难度、费用压力很大。她的一个病友，本来吃一种药后病情很稳定了，但是由于自己儿子刚考上大学需要付学费，他就停药了，省下每个月几千元的药费，结果停药3 个月后，人就走了。每个月几千元对于很多人来说，已经到了完全负担不起要牺牲自己的程度了。他的家庭状况决定了只能二选一。

另一方面，为了这样的悲剧少些发生，我想分享关于大病治疗中我观察到的几种常见因小失大的省钱操作，我也按照确诊时、治疗中和离院后的自然顺序来分类：确诊的时候舍不得花检查的钱结果影响及时发现病情；治疗的时候因小钱掣肘牺牲了长远的考虑、忽略了身体耐受成本；离院后为了省钱不按时复查延误病情、擅自换药停药牺牲前期治疗效果等。

在确诊时有几个费用会有 5000~10000 元的决策门槛让人犹豫而耽误确诊：PET-CT 检查、活检分子测序、特需门诊、远程会诊、异地医疗等。这部分的钱无论如何也要花，哪怕做出来没事也是求个安心，不然延误确诊影响的不仅是自己的治疗机会成本，甚至是自己以后人生的所有可能性。

在治疗中有几类费用决策门槛到了 10000~20000 元会让人牺牲一部分身体感受、治疗效率而损失更多：比如前面说到的静脉给药方式，输液港自费；比如自费药、靶向药的选择，是国产的还是进口的，是印度药还是原研药；比如治疗方式的选择，花更多钱就有副作用更小更精细化治疗的选择，怎么选？这都是每个病人实际治疗中会遇到的问题，这里的选择充满了矛盾，普通人家治病的钱就是子弹，是一开始就穷尽子弹还是细水长流省着打完全是不同的策略，是否正确也因人而异，拿钱买时间还是优先保留子弹都看具体情况。

在离院后有几类情况的决策门槛又降回到 3000~5000 元，但是因为治疗告一段落了，很多人就会放松警惕，比如为了省钱减少检查和随访的频率，医生要求 3 个月做一次检查结果半年就不去医院了；比如以为上次检查没问题就不及时复查，结果未能及时发现病情变化延误治疗导致花更多的钱；比如不肯再吃苦做自费的骨髓穿刺等检查，觉得没必要既花钱又受罪，结果影响医生对病理转化的判断，影响了接下来的方案，最终还是病人吃苦头；比如为了省钱把药偷偷藏起来舍不得吃，擅自换药、停药。我的公众号的一个读者留言给我印象很深，他爸爸为了省药钱偷偷把药藏起来不吃（这个药就是《我不是药神》里的格列卫。目前格列卫已经被纳入医保目录），他每次检查药瓶里都还有，没有按时按量地吃药一段时间后，他爸爸走了，他后悔不已，恨自己没能力向父亲证明这个药费他可以承担，不要为了省钱牺牲自己的治疗。

真实的例子有很多，千万不要把这些因小失大的决策门槛不当回事，很多病人就是因此失去生命的。

完全不值当。

曾有个淋巴瘤病人的例子，治疗时是夏天，家属给他买了一个西瓜，中午吃了一半，剩下一半留着下午吃。切开的西瓜隔了几个小时已经有点不新鲜了，病人觉得丢了浪费，就又吃了点，之后因为肠道感染腹泻，花了很多钱抗感染，可是人也没留住。

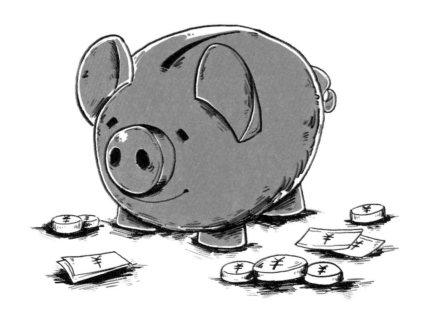

那个西瓜，也就值十几元钱。

所以病人和家属，一定要对"身体耐受成本"和"治疗机会成本"有个概念。长远来看，身体底子对抗疾病是个消耗的过程，为了省钱浪费精力是非常没必要的，比如说化疗后人很虚弱，但还是舟车劳顿去乘公共交通，冒着感染风险不戴口罩去空气不流通的菜场买菜，都是省小钱花大钱的例子。

不要为了省一点点钱，让自己置身于可能花更大钱救济风险的境地。

"治疗机会成本"的理解维度很多，我就说一点，医生会为你考量生活质量、疾病进展、治疗性价比、无进展生存期等多重因素，不要擅自为了省当下一点钱，而牺牲自己长远的治疗机会，要相信医生，不要自作主张。就像开始治疗前，医生都会问下你的家庭情况和经济情况，这是为你通盘考虑，这个时候真的不要太狭隘，存有偏见和私心，想偷偷省点钱，很可能影响了全盘的考量。

每个人"尽力"的标准是不一样的。

我希望每一个一直关注我的读者多多少少能认真思考我的建议，提升自己对抗风险的能力、筹钱看病的能力、配合医生治疗的能力。

我再讲一件对我触动极深的事情。有一天我在病房，看到一个病人的多名家属在和主治医生争执，那也是我的主治医生。这个病人已经到了生命的终末时刻，可能就是靠呼吸机维持最后的状态，家属不想走上海的丧葬流程进一步花钱了，于是就找主治医生开好出院带走的药。医院结算关账的时间是下午4点45分，家属商量着半夜走，那么下午到半夜这个时间的药费和其他费用又无法预估，也不能结算。家属既不肯多花时间、多花钱到第二天结算，也不肯当下结算出院，为了一瓶四十几块的要带出院的药和主治医生吵红了脸，主治医生一下午都在为了协调这件事跑进跑出，家属们反反复复计较费用，百十来块钱反复计较，医生们实在无奈了。后来家属和主治医生商量拉回去的方式，从上海的医院用救护车拉回家至少几千块钱，这还不算设备和维持费用，家属拿不出，就从老家借了个小轿车来接，但是病人要用设备维持，小汽车后排座位完全无法让病人平躺，更别说要有人一旁扶着机器、拎着吊瓶。反复争执、讨论之后，主治医生也只能无奈地接受家属的要求。我在那个争执、计较、无能为力的场景中，只觉得，命若草芥。

没有人有立场去指责家属不顾病人最后临终的尊严和感受，给他徒增了痛苦，不能平和度过这个阶段。因为连死的过程里，也要花很多钱，在上海死和在老家死不是一个费用，用救护车和用私家车不是一个费用，在上海丧葬和在老家丧葬不是一个费用，多呼吸一小时就又要多结算一笔费用。连面临至亲的死亡，都没空悲伤，仍要斤斤计较。

今天我们只谈了钱。钱，却从来不只是钱。

第五节　如何感同身受病人的一天

这一章想跟大家分享病人真实的一天是怎样的，住院的生活是怎样的。

谈及共情，谈及医患理解，谈及家人的关爱和付出，不得不"像弱者一样感受世界"。这里的弱指的是病人的身体处于虚弱状态，以这样的状态感受无数住院时光中的一天。

这是我 2019 年 11 月住院时记录的相邻病床病人的一天。

这是生于 1952 年的张桂兰的一天流水账。

一、她住在病房靠窗的那张床

早上 6 点钟，我拎着住院行李箱和一桶 24 小时的尿液穿越半个上海到病房坐定的时候，医院的早间忙碌已经开始 2 个小时了。

我向病房的每个病友道声"早"，然后伸头探入黄色的布隔帘看看隔壁床的姐姐有没有坐起来。

护士过来把隔帘拉开，从宽大纯棉病号服里伸出骨瘦如柴的手脚，整个头被帽子口罩遮住只露出眼睛来。她就是张桂兰。

护士每小时给她用耳温枪测体温，每次都要大声地叫一遍她的名字确认："38床，张桂兰，是你本人吗？"

"当然是，不然还能是谁"，我在心里不耐烦地嘀咕着。浑浑噩噩半睡半醒时最容易被这大声叫名字、冷不丁猛拉帘子惊吓到，心跳一下子就上去了。每天主治医生两次查房、护士长交班查房、管床医生无数次查看、护士多次抽血和量体温，她的名字一天被叫了至少 25 次，人还醒着，却好像电视剧里在床畔大声唤醒不省人事的病人一样。

后来她坐起来喝着医院的白粥和我聊天，我才知道，我叫她"姐姐"实在失礼了，她是 1952 年生的，已经 67 岁了。

可是医院里戴着帽子和厚口罩的女病人，都是没有年龄的，手上一块块纱布遮住了干皱的皮肤，眼睛都是暗淡疲惫的，没有谁更为明眸善睐。开口说话中气足一些的，就算年轻人了，在这个疑难杂症病房，更是如此。

看着她佝着身子伸着脖子喝着没有滋味的白粥，湖南人肯定想就着一点茶油剁辣椒酱和江永姜咸菜吃吧。

隔一会儿护士给她递了检查的条子，检查都分散在院区不同的楼里，而各栋楼没有通道连接，只能在阴冷的小雨中走过去。她自然是虚弱没有体力的，走这两百米都会有低血糖的虚脱感。

8 点半，我竖着耳朵听了医生查房时对她的关切，听懂了"回家可以中药调理"的含义，就知道"当西医跟你说，回家吃中药吧，基本是情况不好了；当中医跟你说去看西医吧，说明你得的真的是大病不敢耽误"的说法原来是真的，她的癌症分型确实很严重：B 淋巴母细胞性淋巴瘤。

9 点多陆陆续续有病友来看我，看到没戴口罩的人进来，她都警惕地缩紧身子朝窗边这张床的床角再缩一下。毕竟她治疗的坎坷，始于她四疗时一个重感冒的病友坐在她床边跟她面对面聊天，两个没戴口罩的人的几分钟聊天，导致她被传染了感冒，进而发生肺部感染，中断了原本规范按时的治疗，不得不进行抗感染。且不说肺部感染引起的种种症状治疗起来有多昂贵，20 万元下去捡回了命还是延误了她本来的治疗周期，癌细胞迅速反弹，侵袭势头再也压不下去了。

"此后我治疗就再也不顺利了"，她小心地踩着底薄又不防滑的一次性拖鞋缓慢下床去对面的厕所。

10 点钟我看着她走向水房 + 洗澡间 + 男女厕所混同的卫生间，好担心她滑倒，对面骚臭的尿味、湿垃圾的油腻味、脏病号服的汗味、家属洗衣服刷碗洗洁精的香精味，一股脑穿过一米的走廊飘进屋里来。我们的病房不开窗，令人作呕的空气在房间里打着转，不断聚集和浓缩，让人喘不上来气。

她没有"蓝加白"之类的一次性马桶垫，看到被人吐了痰粘到马桶圈上的情况，只能背过身试着半蹲着解开裤子上厕所，悬空着腰臀尽量不碰到马桶圈。这个血往头上涌的姿势让人眼睛外凸、牙齿咬紧、额头青筋暴起、心跳加快、胸口冒汗。

她几乎头顶着厕所门，上面贴了一张纸"请缓慢起身"，这行字下一条是淡去了的献血和救护车私人电话。

上完厕所她佝偻着身子、双腿微抖去旁边水池洗手，冷水触到发热皮肤的刹那让她浑身一激灵，心口像个笔筒，一支笔猛地丢进去，恶心感顿时袭来。

二、"我都挺好的"

10 点半医院就开饭了。

张桂兰的老公是个花白头发的老头，拎着绿色的保温饭盒来给她送饭了，清淡的冬瓜汤、一碗米饭、一点清炒生菜。在这不太通风的角落里，摘下口罩就立刻被卫生间的气味包围，仿佛一开口就要被倒灌入肺里。米饭干干的，她想喝口水，保温杯里的热水还有点烫，也没有吸管可以搭边嘬一口。

11 点多护士送来了催费单，她看了一眼放在边上，眉头像包饺子皮一样被捏紧了。

她强挺着咽下一些饭菜后，老公收拾了就走了，忘记给她漱口。她缓缓张开嘴给长有溃疡的口腔黏膜一点凉风，不至于疼得一句话都讲不了。

12 点多了，其他病床陆续有家属来看望，她自是无法午睡，拉上帘子，那种心悸感让她对声音格外敏感：隔壁病床的老公坐在靠墙的椅子上打了个喷嚏，也没用手挡着；病区的门开来关去带着一点风声；洗手间的流水声和洗涮声；凳子腿和地面摩擦的刺耳声。"声声入耳"，每一声都有力量，一会儿剐蹭一下她的心脏。

厚厚的床垫和偏薄的被子，腿是捂暖了，脚稍微伸出来一点就一股凉意。她的身体仿佛不断陷于细沙之中，越陷越沉，身上也越发疲惫和沉重，好像一床又一床的厚棉被不断压到她身上来，胸口的每一次起伏都更累，心脏也像快没电的扫地机器人一样，用尽力气回到充电桩边上。

下午 1 点半还没来得及睡着，她就被护工喊起来，整个病区的人带检查单去集合做相应的检查。她实在走不动，护工用轮椅推着她，下坡的时候会一个甩车尾把轮椅倒过来，推轮椅的人用身体撑住下滑的车子不至于让病人滑下去。她说道："比我儿子上次推我去地下一层做 CT 好多了，十多米的坡道，他就那么顺着坡道推下去。"我走在边上，想到她肯定死死地、惊恐地抓住轮椅的把手，像坐在海盗船上冲下来那般害怕自己被泼水般甩出去。

检查室的走廊里坐满了人，站着的也都抬头看屏幕焦虑地等叫号，背着大包转身的人自然是不会注意轮椅上坐着矮半身的张桂兰，她的脸被撞到了，但没有人注意到。护工一个人带着七八个病人等待检查，走廊座椅上跷着二郎腿盯手机的家属更不会注意到自己的鞋子踢到了张桂兰的膝盖。

对于普通人来说，这点剐蹭没什么。对于血小板很低的病人来说，一个低头转身都会红了眼睛，轻轻推一下都会皮下出血有瘀青。可是，对于张桂兰来说，这些印记都是无声的，像没发生过一样。

做了 B 超引导下的穿刺活检，要牢牢按住纱布下的伤口 20 分钟，可是她双手软绵绵的，用不上力。另一边的心脏 B 超检查也开始喊她的名字了，应接不暇里冰凉的耦合剂涂在她发热的皮肤上，像一块烫过的豆腐瞬间被丢到冰天雪地里。她已经顾不上再按压手背上打造影剂的最粗的针孔伤口了，只能任由它缓缓地渗血，过两天会变成一整面青色。

3 点多回病房的路上，她隔着口罩都可以被冷风"泼"到脸，这种风凉才能缓解她胸闷气短的感觉，恨不得像喝水一样猛地多吸几口冲洗一下肺。

4 点钟她蜷着身子在病床上看着手机辗转反侧，护士过来在床头放下铁盘子，满满登登的铁盘子里面塑料管子滚动了一下，"38 床，张桂兰，抽血"，她麻木地拉开袖子，我才看到她细细的如放久了的大葱一样干瘪的手臂，留置针之外还有其他创口。

4 点刚过，张桂兰的儿子来了，匆匆拿着催费单在医院关账之前去缴费。我和其他病友打趣说："我们也算住在全上海最寸土寸金的地方了，一天半平方米就上万元。"她耷拉着头伏在小桌板上吃晚饭，像一只藤蔓上低垂的快落地的丝瓜。

我受不了病房的闷，就坐在楼梯口吃外卖，她是断然吹不了这过堂风的。隔壁床的女孩子去找张桂兰聊天，她很温柔地说话，断断续续地回应，后来眼神里的笑意都跟不上了，温柔背后也是气不足，说话累。

晚上 6 点多，张桂兰鼓捣了半天手机，问我聊天对话框怎么切换行，我想起我婆婆的微信输入法也有同样的问题，手写的键盘不好找到换行键。我就拿过手机帮她操作了一下，瞟了一下消息的内容，最后一句：

"我都挺好的。"

三、一夜可以有多长

晚上 7 点半开始水房里就很忙碌了，各床的家属都拿着盆打热水给病人洗脸洗脚，能自己洗澡的会跑到卫生间最里面那个狭窄的浴室冲一下。不过大多数人已经住了 3 天以上了，头发都是油的，脖子都是汗津津的，怕受凉就只能忍着脏。

骨髓穿刺、活检的伤口都要求 3 天不沾水，没人擦身就只能自己忍着黏、痒、潮。如果还没有女性护理湿巾一样的神器，真的会让人怀疑人生。

张桂兰有个姐姐，这很好，帮她洗漱完毕姐姐就赶着坐晚上 8 点之前的一班公交车走了。

病房里的家属纷纷从阳台上拿出折叠床，铺在病床旁边。

帘子缓缓拉上，依然可以清晰听到抖音视频和广场舞三步踩的声音。

张桂兰的床头微微摇起了一点，她还没睡。床头顶灯在布帘子里映出她的头影，她和我一样没人陪床，我是个网瘾冲浪少年，我靠手机可以过完一整夜，她只是，没人陪。

水房跟菜场和早市一样，到晚上 9 点半才会不那么吵。

护士给我们发的一粒安眠药，对很多人来说只够促进一点点睡意。

到 10 点了，护士开始第一轮拉帘子，张桂兰的顶灯还没关掉，隔壁病床的两口子已经呼吸很沉睡着了。

10 点半了，我戴着耳塞也能听到靠门口那张病床氧气机的声音，像一个水泵一样，伴着面罩下被放大的呼吸声发出咕嘟嘟的"炖汤"声。张桂兰只是轻轻叹口气再翻一个身。

半夜 12 点了，护士来量了个体温，隔帘的杆子与金属环的摩擦声在鼾声、氧气泵声、监控器的声音背景里都显得刺耳。

午夜两点了，护士轻手轻脚地只是挨个病房走一走，两个病房开外，有人刚输完第一天的美罗华，呼唤铃是圣诞曲，又响了第二遍。我耳塞塞着好痒，干脆摘掉做好了彻夜冲浪的准备，张桂兰的呼吸声还是轻轻的，病号服和被罩两层棉布的摩挲声也听得到。

不知道什么时候我睡着了，然后被护士拎起来抽血，我迷迷糊糊地问几点，"4点半"，我机械性地伸出手臂，瞥了一眼铁托盘，一打眼足有 30 个试管，索性别过头去，一直到手臂麻木。

帮我抽好血后护士拉开了张桂兰的帘子，她已经准备好了，胳膊上没有用土豆片敷过的各种青紫针孔瘀斑，她也在自己找抽血的位置。穿着套头毛衣很不方便，手臂还有针，我看着她露出手臂，不禁想"难道她家人不知道老人要穿开衫吗"。

5 点了我也睡不着了。整个病区的人都起床了。

我侧身看着张桂兰，我们一句话没说，她看起来就是一夜没睡的样子。

早上上厕所的高峰期，老人多，少数的几个厕所根本不够便秘的病人使用，我都怀疑用蹲便的老人能不能自己站起身来，毕竟厕所间都没有扶手。

6 点半我走出病房去便利店买咖啡，天刚蒙蒙亮，感觉身体好累，不知是睡不够还是抽血太多，一度晕过去一般失去时间感。我昏昏沉沉地走在医院里，有点迷茫，像很多久住医院的病人一样，想着"这样活着的意义是什么"，仿佛肉身只是不断被吸走阳气，吃进去的寡淡食物只是为了给这造血机器补充燃料。

和我一起度过这样一天的张桂兰，只会比我更累、更难受吧。

我不知道是什么支撑着她，大概是手机屏幕壁纸上的小孩子吧。

四、我也只是学着体察脆弱

有次我在另一家医院空腹排队做 PET-CT，在休息等候区碰到一对母子。

老太太披着厚重的羽绒服一直站着发抖，脸色煞白，她儿子就是双手拎住她的肩膀让她勉强保持站着的姿态。

我们在排队等着注射造影剂，我就一直看着她，随着身体战栗她的尿袋子也晃晃荡荡，第一次，我口气很差地对一个陌生人说：

"你不能给她借个轮椅吗？你没看到她已经站不住了吗？"

前面排着的阿姨也一起帮腔，说门诊可以借轮椅，病房护工也可以帮忙推过来，我真的无法想象一个老人术后颤颤巍巍从住院楼走过来。连我空腹了十几个小时已经低血糖头晕了，她根本站不住。

她儿子面露难色，我心也软了。

我也不知道自己为什么在医院里总是那么容易眼睛酸鼻子酸，大概是对所有看到的都能感同身受，总会联想到自己家的老人。所以真的格外希望看到这些内容的朋友，在医院里更细致、耐心一点，在照顾自家老人的时候多备一些他们会用到的东西，因为，很多不舒服、不自在、难受，对老人来说都"不值一提"。

我也不是从第一天起就学会体察这些脆弱的，甚至在我少年的时候我觉得家人生病是麻烦的，是影响自己的。我高中的时候因为我妈患乳腺癌，家徒四壁，我真的都没钱上学了，成绩下滑会感觉压力更大。后来我长大了，开始理解父母那代人在那样的社会环境下坚持生活、供我读书是多不容易的事情，也学会承担责任了。

有时我觉得人的长大，就是一个不断修炼共情能力的过程，你对世界理解的越多，能体察的就越多，慢慢地，如江河入海，河岸拓宽，自己也融入这万事万物之中，我所关心的、热爱的一切都继续着，有一天我不在了，也只是另一种宇宙存在的形式。

住院用品建议（老人版）：

1. 棉拖鞋、洗澡拖鞋，必须防滑；

2. 一次性毛巾、浴巾，不用晾晒；

3. 女性护理湿巾、湿厕纸、婴儿手口湿巾；

4. 蓝加白一次性马桶垫；

5. 可以当扶手的三角拐杖；

6. 洗脸、洗脚盆；

7. 可以吸汗的纯棉婴儿棉垫；

8. 开衫 / 有拉锁的睡衣、毛衣；

9. 厚棉袜；

10. 漱口水，水牙线；

11. 旅行睡袋（如果医院允许用）；

12. 一次性筷子、吸管、手套；

13. 便携式餐具紫外线消毒器；

14. 透气性好的一次性口罩；

15. 小包面纸、乳霜面巾；

16. 吸油纸；

17. 凡士林 / 身体乳；

18. 贴身纯棉内衣；

19. 一次性内裤；

20. 免洗洗手液；

21. 冰敷降温贴；

22. 擦镜纸；

23. 纯棉帽子；

24. 便携酒精棉片；

25. 防过敏敷贴、胶布；

26. 小便器（如需要）；

27. 垃圾袋；

28. 可微波加热的玻璃饭盒、保温杯；

29. 削皮器；

30. 眼罩、耳塞；

31. 罩耳耳机。

第六章 / 如何舒缓大病经济毒性 /

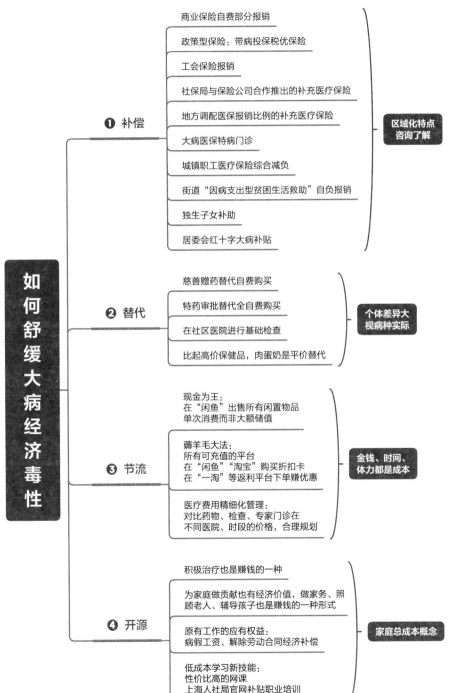

如何舒缓大病经济毒性

❶ 补偿
- 商业保险自费部分报销
- 政策型保险：带病投保税优保险
- 工会保险报销
- 社保局与保险公司合作推出的补充医疗保险
- 地方调配医保报销比例的补充医疗保险
- 大病医保特病门诊
- 城镇职工医疗保险综合减负
- 街道"因病支出型贫困生活救助"自负报销
- 独生子女补助
- 居委会红十字大病补贴

区域化特点 咨询了解

❷ 替代
- 慈善赠药替代自费购买
- 特药审批替代全自费购买
- 在社区医院进行基础检查
- 比起高价保健品，肉蛋奶是平价替代

个体差异大 视病种实际

❸ 节流
- 现金为王：
  在"闲鱼"出售所有闲置物品
  单次消费而非大额储值
- 薅羊毛大法：
  所有可充值的平台
  在"闲鱼""淘宝"购买折扣卡
  在"一淘"等返利平台下单赚优惠
- 医疗费用精细化管理：
  对比药物、检查、专家门诊在
  不同医院、时段的价格，合理规划

金钱、时间、 体力都是成本

❹ 开源
- 积极治疗也是赚钱的一种
- 为家庭做贡献也有经济价值，做家务、照
  顾老人、辅导孩子也是赚钱的一种形式
- 原有工作的应有权益：
  病假工资、解除劳动合同经济补偿
- 低成本学习新技能：
  性价比高的网课
  上海人社局官网补贴职业培训

家庭总成本概念

一、生命无价，责任有成本

什么是大病经济毒性呢？

通俗来讲，就是因为没钱看不了病、看不下去病、在经济上拖垮自己和家庭。

有可能你会想到倾家荡产卖了房子没留住人，你会想到肺癌病人一个月 12 万元的靶向药费用，你会想到家里因为一人治病全家没有经济支柱和收入来源，你会想到家属因为看病费用拮据而陪床几个月不去住旁边宾馆，你会想到家属在医院走廊打遍所有认识的人的电话为筹钱放弃最后一丝自尊心。

我见过我妈的病友（乳腺癌早期，手术就可以治愈）的老公舍不得两头奶牛换手术费（他们家是养奶牛的，有几十头奶牛），把她一个人丢在医院，认为"这笔钱都可以再娶个媳妇儿了，为啥要花在没匝儿（乳房）的老娘儿们身上"。

我见过我爸的病友（直肠癌，切除肛门后需要造口袋），60 多岁了，在病房看到我爸在用的平均 25 元一个的一次性造口袋羡慕不已，不用外露、没有异味、简便易用，而他自己腰间别着一个人人都要躲远的、看着就恶心的透明塑料袋。他想让自己的儿子给买，儿子了解到每个月固定造口袋费用就要 350 元左右，闭口不接话了，老人强颜欢笑不知道怎么圆场。

我见过更多的、具体的、活生生的"亲情无价，责任有成本"。

我也深知谁也不是救世主，我不能帮助所有人，我自己也是处境狼狈的病人之一。

但是我希望有个道理很多病人能明白：

"野猫野狗也要活。"

"聪明努力就会办法多一点，让贫穷考验人性的那一天晚来一点是一点。"

"思路决定出路，是打好手里的牌的最优解。"

二、缓解经济毒性总体原则

在长达一年的治疗中，我比一般病人接触到更多的病人及其家庭，虽然大家看病都是花钱如流水，但是有很多时候因为信息不对称会花得尤其多。这个国家太大了，很多病友受限于年龄、认知、检索能力，无法完全了解可能降低看病经济毒性的方法。钱要花在刀刃上，有些钱能省则省，不到迫不得已不要轻易卖房卖地，我稍微整理了下缓解经济毒性的思路，希望对看病省钱有需求的病友们有所帮助。

看病的每个决策都既关乎命也关乎钱。

没有为钱痛哭过，不足以谈人生。

前阵子我看到有个 20 岁出头的小伙子在论坛发帖问看病需要准备多少钱，他还没活检就准备去借 20 万元了，还没确诊就考虑卖房了。对于在五线城市非体制内公司工作的他来说，大概率没有五险一金，因为觉得年轻并没有自己另行购买商业保险，月收入 2000 元左右，与父母的自有住房价格可能在 20 万 ~25 万元之间，家庭储蓄 10 万元左右（大部分为结婚储蓄）。

一旦确诊，他可能会做出两个选择：卖房子 20 万元 + 家庭共有储蓄 10 万元，失去工作，在确诊后全自费看病，轻易花掉 30 万元；确诊过程中选择"轻松筹"，在周围社会关系收入水平持平的情况下，大概率筹款 5 万 ~10 万元，这部分筹款紧跟 10 万元的家庭储蓄前期花费，后续治疗可能还是需要亲友帮忙。

我不想问他为什么不买商业保险、几百元的百万医疗险或者为什么不去找有职工医保的工作单位，这完全是站着说话不腰疼，对于五线城市中低收入家庭来说，普遍缺乏保险意识且没有额外的钱用来抵抗风险，独生子女 20~30 岁之间的最大支出是婚恋。

这个时候可以换个思路考虑问题——

看病花费的总体目标是什么？

目标：降低总支出、增加支付方、申请额外补助。

那么我们可以试着采取以下支出端和支付端的思路。

在支出端：①做总体预算→②拆分每阶段花费→③比价、同等替代方案→④资金动起来、账期错配→⑤缩减非必要支出；

在支付端：①穷尽所有可能支付主体→②买基础医疗保险（灵活就业医保）

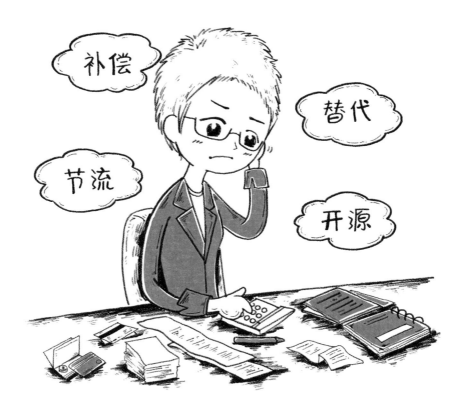

→③寻求二次报销机会获得补偿→④因病致贫主体申请→⑤考虑可带病投保的商业保险撬动一定杠杆覆盖或有费用→⑥加强家庭总抗风险能力防止雪上加霜→⑦当期现金流入可以覆盖有息负债的情况下不要轻易卖唯一住房。

可以看到这是一个层层递进，逐渐缩减自负支出的过程。

总体原则按照顺序概括为：补偿、替代、节流、开源。

本节提到的相关事项请参考本章章末的参考链接部分，鉴于各地差异较大，操作细节仅选取上海市的情况，但基本的思路其实是大同小异的，通过当地的人社局、民政局、街道社区事务中心等可以获得相应资讯。

三、补偿原则：多主体报销、多渠道提高比例、二次报销

补偿原则是一项具有区域化特点、适用不同人群的原则，我总结了以下事项：

（1）商业保险：自费部分报销。

（2）政策型保险：带病投保税优保险。

（3）工会保险报销。

（4）社保局与保险公司合作推出的补充医疗保险。

（5）地方调配医保报销比例的补充医疗保险。

（6）大病医保特病门诊。

（7）城镇职工医疗保险综合减负。

（8）街道"因病支出型贫困生活救助"自付报销。

（9）独生子女补助。

（10）红十字大病补贴。

首先，且最重要的是，一定要购买基础医疗保险。绝对不算贵，而且绝对必要。

以吉林省长春市为例，灵活就业基本医疗保险费以上年度全市职工社会平均工资为缴费基数，按 4.9% 的比例缴纳一年的基本医疗住院统筹基金和 100 元的大额救助金，2019 年的缴费金额总计为 1285.36 元。而一个全自费的肝部增强CT 费用为 1400 元，随便去翻下长春市医保局公示的医疗诊疗价目就会发现，看场大病，自费检查花掉 1 万元很轻松，而有基础医保覆盖的话，医保范围内自付比例会大幅缩减。

其次，对于一般人来说，治病进入了一个收入微薄支出庞大的阶段，所以最优先考虑的是收入补偿，对已产生的医疗费用自付／自费部分进行报销，报销主体可以是保险公司、医保局、社区街道、红十字会、民政体系；或者是降低已产生费用的自费比例，即可以通过办理大病医保、额外缴纳补充医疗保险等获得更高医保报销比例；或者是通过二次报销的方式，再度减少自费，如因病致贫低保户、工会团体保险、每年上海市城镇职工大病综合减负等。鉴于各地方差异大且操作细节多，建议直接咨询当地社区街道事务中心、居委会、民政局、医保局、公司工会（如有）等。

此外，如果打算异地就医，那么最好提前在病友群体了解清楚治疗的节奏（其实就是花钱的节奏）和大概的价目，在医疗资源相近的省会城市、主要城市选择时，可以对比不同就医地的支出，根据花钱的节奏，了解报销的节奏，看需要多少周转资金先行垫付，而不是一开始就卖房子。这里其实就是一个"货币的时间价值"的概念，以及为什么"现金的流动性"很重要。对于异地医保的办理，部分省市可以实现 APP 和微信公众号操作，如果能在前往外地就医前充分了解可以效率更高。在 2019 年年底多个省市推出了"电子医保卡"功能，医保电子凭证可以直接用于医院看病、药房购药结算，未来还将推广至全国，实现跨省就医互通。事实上，我觉得国家在医疗信息化、补助救助方面每年都有新进步，要用发展的眼光看问题，不要过早地在不了解情况下就首先觉得看病很贵，都要自己掏钱，进而放弃。

接下来我举例说明如何应用补偿原则，对于一个低收入的普通病人，假设他没有任何基本社会保障。那么在确诊之后，他可以尝试做什么呢？

（1）没有基础医疗保险的话，立即去投保灵活就业医保，同时在医保局询问是否有保险公司和医保局合作的补充医疗保险（二次报销保险）可以买，比如珠海地区有较好的医保政策，可以买报销自费部分的补充医疗保险，甚至可以报销已确诊的 PET-CT 检查费用；浙江地区有更好的医疗保障，相较其他地区覆盖的范围和比例更优；广州于 2019 年推出了"惠民保"，这是广州市政府指导保险公司（平安健康险）推出的全民医保补充福利，属于非常典型的几乎零利润的产品，一年 49 元，在保障期间内对于 2 万元以上的广州医保目录报销范围内的费用个人支付部分进行 80% 比例的报销，还负担部分特定自费药品的费用，这对一般的常见大病来说，大幅降低了费用成本。

（2）有些地方医保可以补交一笔钱，从"居民医保"变成"职工医保"待遇。我父母在老家，当地医保会有一次性交 3 万多元的费用换取更高报销比例，比如住院期间社保范围内 92% 的报销比例。

（3）还可以再看一下单位有没有为员工投保工会的"职工医疗互助"，其中可能包括在职住院、规定病种和住院生活补助，等等。比如杭州地区职工，可以在"杭工 e 家"这个 APP 上操作相应的补助和费用报销，确诊大病可以获得 1.5 万元的补助。

（4）确认公司是否有投保商业保险团险，比如保费较低的报销型住院万元保等小额报销途径，可以解决很多门诊和检查费用，以及一部分住院费用。另外，可以了解当地保险公司分支机构是否可以投保税收优惠型政策保险，这是唯一一种可以带病投保的医疗险（除创新类单病种、单险种外），虽然作为非标准体、既往病症投保保额只有 15 万元左右、投保程序更繁杂，但是如果能每年多出 4 万元的报销额度，对于一般家庭社保内、白名单药品之类的报销还是有意义的。

（5）他可以确诊大病后办理大病医保也可以提高报销比例，在第二年城镇职工综合减负对前一年的自费医疗费用超过年度收入 30% 的部分按照一定比例二次报销，进一步减免费用。另外，他可以在社区街道事务中心了解民政部门、红十字会等的政策，如"因病支出型贫困生活救助"自付报销，以家庭为单位来计算家庭收入，前 3 个月的医疗费用支出超过家庭收入即可申请民政体系的救助。

（6）关于红十字会的大病救助，各地区政策也不同，但是红十字会每年年底会通过居委会的名单了解需要帮扶的困难家庭并给予一定补助，上海地区的人还可以通过电视台红十字专栏"爱心在行动"进一步募捐。此外，对于独生子女家庭，子女罹患重疾，其父母可以获得一定补助。可以在户籍所在地的居委会了解详情并提出申请，相应补助在年末会比较集中。红十字会对于特定的疾病救助还有定点合作医院，比如很多血液病病人都需要采用的治疗方式"造血干细胞移植"，可以在病人准备进入移植仓前跟医院和医生沟通，进行申请，填写《上海市红十字会造血干细胞移植患者救助申请表》等资料，在出院结算时可大幅减免自费部分的费用，使整体费用达到一般家庭都可以负担的水平。

在疾病初期、家底尚未耗尽的情况下提前申请相关帮助，获取社会救助的相应信息，在居委会、社区街道、红十字会、民政部门等机构获得相应关注。那么届时就可以从容地申请和准备，而不至于临时慌了阵脚。

2019 年年底有条新闻让我很难受，让我下决心一定要好好完善这一章内容。河南焦作一位 48 岁的男子被确诊了疾病需要医治，术前检查时他听说要花 10 万元治疗费，就悄悄离家出走了，他读大学的儿子赶回老家寻找他。这就是一件典型的事例，贫困家庭在不充分了解对抗经济毒性的方法时，第一时间的反应是"不拖累家庭，不想花钱，就放弃吧"。我自己也有类似经历，我爸爸的一个哥哥因为肝癌过世了，当他被确诊时已经是晚期，但并不是完全没有救治的意义，只是存在生存期不确定性。因为不想花钱，他放弃了治疗，等着疾病恶化，去世前腹水严重、全身发黄发臭。这样的事情还有很多，我想跟大家说的是，其实国家在大病救助方面还是做了很多工作的，只是很多人不知道、不了解，生病以前觉得这些信息与自己无关，生病后又被疾病的恐惧冲昏了头脑更没心思查询，最后被经济毒性拖垮。

东北有句话说得好，"活人不能被尿憋死"，困难很多，但是总有办法解决，争取一切能争取的资源，不要因为悲观和懒于努力寻找解决途径而轻易放弃。

四、替代原则：同等功能下的变通替代

（1）慈善赠药替代自费购买。

（2）特药审批替代全自费购买。

（3）在社区医院进行基础检查。

（4）比起高价保健品，肉蛋奶是平价替代品。

（5）个体差异大，视病种实际选择相应替代方案。

就像买化妆品可以考虑在有效成分相同的情况下用平价商品替代昂贵商品，这个思路也适用于看病花钱。

进入治疗后，费用的大头是药品费和检查费，如果无法负担正版的进口药，国产仿制药、实验组用药，甚至原料药都可以考虑。对于符合条件的病人，向基金会申请药厂的慈善赠药、向药厂申请赠药是有一定可行性的。此外，对于部分进了医保范围的靶向药，部分地区采取特药审批模式，即适应证病人在就诊医院和当地医保局申请使用进而获得报销。当然我知道对于稍微年长一些的病人，可能因为跑特药审批手续（医院医保科—医保局—指定药房）会麻烦些，但是不能因为怕麻烦而错失治疗机会，或者花不必要的钱而损失机会成本。我在治疗期间，我爸爸需要用的靶向药进入了医保特药审批名单，在当地可以实现报销了，但是他自己觉得"跑这件事麻烦"或者觉得"都是年轻人跑，我自己肯定办不下来"，所以就没去申请。我事后得知真的非常生气，一是觉得自己关注此事不够及时，不知道当地医保已经落实了该项政策；二是觉得他对自己不负责不说，还把这部分道德责任转嫁给了我。

在很多疾病的治疗中，药费在一定阶段都会成为看病支出的大头，虽然市场上已经有很多靶向药报销产品、专门的药品保险，但是面向范围要参照《新型抗肿瘤药物临床应用指导原则》，如果病人所需用药不在这个报销范围内，也是没用的。这时，就要综合考虑整体的治疗：到底是细水长流省着用钱还是一开始就用最好的药集中把钱花在开头呢？我讲一个例子，大家听听。

我的一个读者，她家是河南的一个普通家庭，她哥哥的小孩（她侄子）得了一种少见类型的淋巴瘤，需要一种肺癌病人常用的靶向药。对于肺癌病人该药是有赠药政策的，每个月只需花费几千元。但是她嫂子不肯通过这种大家都会走的途径在医院买，认为赠药的效果肯定不好，专门从其他途径买进口的，每个月费

用几万元。这个程度的花费果然迅速掏空了普通人家的家底，家里卖了房子还要四处借钱。家庭爆发了巨大的矛盾，这位读者的丈夫受不了她一直借钱给哥哥家，于是两人离婚了；她爸爸受不了孙子生重病且花这么多钱的打击，在孙子确诊后十几天就脑溢血过世了；她和她哥哥之间也产生了很大的矛盾，哥哥嫂嫂认为她不肯帮忙给孩子治病，而她自己已经完全没钱了，还要被哥哥一家指责。小孩子没钱吃药治病了，处境危急。明明可以正规地领取赠药（比如买一送几），孩子的妈妈不顾家庭经济条件坚持一定要用最好的、最贵的同等的药，让一家人在一年内陷入困境。我不是说她这样不对，我只是觉得可惜，因为有时理智选择用药方案，等待药品降价、进医保目录，甚至坚持一段时间可以换方案进试验组。但是现在弹尽粮绝，没有任何好的办法了。我曾劝这个读者联系基金会和药厂申请慈善赠药，但是他们家里不同意，认为除了昂贵的进口药外其他都是假药，现在也许只有等死一条路了。

无论如何，除非你完全未接受过教育、完全没有自主能力、完全不能正常办事交流，否则自己的病自己要负责，而不是理所应当地觉得应该家人为我做好所有的事，我自己什么都不需要考虑、不需要做。任何"大包大揽型"病人家属都会在这种重压下过度自责、影响家庭关系。病人自己，如果过早地认为"怕麻烦""放弃算了"，对自己和家人都是极大的不负责。

虽然我这样说有点"站着说话不腰疼"，毕竟不是所有人都觉得查信息、跑流程是一件得心应手的事情，但是，看病就是一件大事，大事要有大事的态度和坚毅，"一鼓作气，再而衰，三而竭"。

至于检查，在符合个人治疗安排和就诊医院认可的情况下，有些基础检查不一定要在三甲医院做，排队惊人、时效一般，我个人的话，常规血常规、B超和胸片等检查我就到社区医院做，不仅效率高，部分检查还更便宜，也降低了我这种免疫缺陷病人在三甲医院汹涌的就诊人流中感染的概率。治疗期间我看到很多人连验血这种很基本的检查都要跑很远去三甲医院排队，这并不是很有必要。体力成本、精力成本，甚至感染风险，都是需要认真考虑的。

关于补充营养，我无法给大家太多建议，我由衷地建议"遵医嘱"。我不会花大价钱吃灵芝、燕窝这类昂贵补品，本质都是蛋白质，我没必要支付超出实际成本的费用，日常觉得吃点肉、蛋、奶就很好了。很多病人在日常医疗费用都紧巴巴的情况下，还被"海参可以包裹癌细胞""灵芝可以激活免疫力""特效果汁可以带走人体垃圾"这种伪科学观念洗脑，花几万元在保健品上，真是本末倒置。

五、开源节流原则

"开源"这个概念，我们可以这样从以下角度来理解，如何增加流入？什么算"源"？

我认为对现有生活的投入、争取都算开源，无论是学习提高收入的技能，为家庭责任而承担投入，还是让自己更开心，让自己有更多人生机会和可能性，都算开源。在这个概念项下，我提供几个原则供参考：

（1）积极治疗也是一种"赚钱"方式。

（2）为家庭做贡献也有经济价值，如做家务、照顾老人、辅导孩子。

（3）原有工作的应有权益：病假工资、解除劳动合同的经济补偿。

（4）学习新技能：低成本的学习方式有很多种，网课也多。

（5）利用官方途径：如上海人社局官网补贴职业培训。

（6）建立家庭总成本概念。

此处我要引入一个家庭总成本的概念。很多病人生病在家休息后就会产生很大的心理压力和落差，觉得自己既不赚钱又因为治病把家底掏空了，甚至会消极抵抗治疗。我也会因为自己暂时没上班不能继续当家庭经济支柱而情绪低落，但老唐经常跟我说："好好治病就是挣钱。"为什么这么说呢？心情抑郁、状态不好、不配合治疗，都是有直接或间接的可见成本的，对情感的消耗、对未来信心的预支、对家人体谅的挥霍都会造成不必要的成本消耗。

家庭可以被看作社会最小经济主体（除个人外），既然是具有共同财产关系的一家人，那么支出和成本共同承担的主体就是家庭，同样，家庭内部的付出也是有经济价值的，谁说做家务、带孩子、照顾老人是不创造价值的呢？你从前为了这个家一起出过力，现在因病处于困难时期，那么家庭成员有责任一起承担成本。

另外，关于病假期间的学习投入，虽然不见得有肉眼可见的产出，但是能够打发时间、提高思维敏捷度，经常接收外界信息也会有踏实感。毕竟，"学习"的信息获取可能是最低成本、最高性价比的"充实感"和"努力感"来源了。

如果说治疗期间的考证、考研、技能学习、阅读都是为了今后就业能力的提高的话，我的基本看法是：人在困境中可能会被激发出巨大的意志力，境遇不同机遇也不同，既然是为了生活和活命，就别眼高手低。

在没能保住工作、没找到匹配度比较高的工作时，新学一门手艺找个饭碗也成。国家人力资源和社会保障体系在职业培训这块其实投入很大，以上海为例，20 大类 240 个工种都有相应的技能培训和政府补贴，接受培训人员的就业率绝对好过眼高手低的大学生。我曾研究过，其中几个工种都是我很感兴趣的，学习费用在补贴后只要几百元。另外，我们也可以有错位竞争的思路，以我自己为例，我就是一个再普通不过的金融小白领，我的职业技能、工作经验是高度依赖于平台和平台资源的，我就是个专业化的螺丝钉而已，学历和经验在陆家嘴绝对只能算普通，可是当我用投资中积累的一些技能去其他行业，甚至是在自媒体写作的时候，我会发现，有些类似于"底层操作系统"的认知思维方式、原点性质的逻辑起点使我可能有错位竞争的优势。

那么一个养病的、可能失业的人的大局观应该是什么？

问自己工作的终极追求到底是为了赚钱还是为了有更高价值感的事业？

在搞清楚这点之后做选择就简单很多，只为了赚钱的话，大多数工作做到一定程度都是脑力和体力的重复劳动，价值感边际效应递减（除了少数有价值光环加成的职业），少数工作可以兼顾高收入和高价值感。如果只是为了赚钱，那么综合考虑工作的稳定性、成本收益效率、健康状况、基本社会保障等方面就可以做抉择了。经我观察，生病后大多数人的迫切需要是保留住五险一金，体制内工作有单位的照顾和体制的帮扶，优势很大。但是有一部分人还是破釜沉舟，需要更多钱并去赚更多钱，自己开店、做事业、创业的"90 后"也大有人在。那么还有一部分人其实是在边学习边发挥自己从前不作为主业的技能，多一份副业实现收入补偿的目的。有的病友当微商，在家里做饼干、蛋糕和阿胶；有的病友从机构出来做英语家教……社会上还是有很多不用朝九晚五的自由职业的。但是对于习惯常规职场生活的人，可能一时难以适应，对于因病不能上班的处境也要辩证地看，经济环境变化、产业升级、组织优化、企业大换血中年员工失业都是会发生的事情，只不过生重病是需要我们提前经历、提前面对的职业变故。未雨绸缪，主业之外有个可以补充收入，甚至发挥光热的副业，未尝不是好事。

如果你觉得余生更需要价值感和事业感的话，那么一份普通的工作可能无法满足你。找到适合自己价值需求，或者满足心中价值感期许的事业也不是很难。我认识的一位乳腺癌病友是复旦大学的学姐，她患病后有比较痛苦的心理历程，于是她想帮助更多罹患乳腺癌的女性，她参与了上海的一个"粉红天使基金会"去帮助很多人。还有淋巴瘤界最大的病人社区"淋巴瘤之家"，工作人员多为病人和家属，他们帮助整个病友群体或者做一些革新的事情，这给他们带来了极大的价值感。至于我自己，我在硕士毕业几年后去读了"老年服务与管理"大专专业课程，不是为了心理安慰的"学历提升"，而是为了认识更多的护工同学、了解养老行业、学习怎么照顾老人。我还参与了"安宁疗护"志愿者社工的培训并实际参与服务，去做"临终关怀"志愿者并了解安宁疗护落地情况。这两件事之于我暂时没有任何收入的补充，但是我真的学到了更多给老人甚至是临终老人的照顾方式，我自己也越来越了解临终的症状和对待方式，也学会观察家里老人的身体异常。关于"安宁疗护"的宣传推广，我有一个"淋巴瘤界网红"的小标签，以一个晚期癌症病人的身份去演讲或参与公益活动，服务于公益基金会，都是更有符号意义的。

有时候，我甚至觉得，生病之后的人生故事线切换也是一件"不破不立"的事情。余生，于事业、于家庭、于感情，可能都会是新的转折和开始。但是，选择在自己手里。这份英勇不是匹夫之勇，有了这份英勇，也是"开源"的一种。

说完"开源"，我们来聊聊节流，"节流"在我看来不仅是省钱，还有提高钱使用的效率、减少不必要的支出、把非金钱支出也看作成本、高效率精细化花钱等维度，在节流这件事上我大致总结了4点原则：

（1）现金为王：在"闲鱼"出售所有闲置物品；选择单次消费而非大额储值。

（2）薅羊毛大法：所有可充值的平台，在"闲鱼""淘宝"购买折扣卡；在"一淘"等返利平台下单赚优惠。

（3）医疗费用精细化管理：对比药物、检查、专家门诊在不同医院、时段的价格，合理规划。

（4）金钱、时间、体力、治疗机会、身体感受、情绪都是成本。

至于具体怎么省钱，我没有更多经验，只能说：在不必浪费的事情上节省，在该花钱的事情上不必节省。治病支出较大的情况下，现金在手是最重要的，优先将非不动产以外的非生活必需品变现，家里闲置物品全部挂二手平台出售，避免充值等大额现金沉淀，同时规划月度消费时，常用的电商平台可以考虑买折扣充值卡薅羊毛套利。

薅羊毛能省很多钱吗？绝不能。但是为什么还要这么做呢？其实就是一种缓解花钱焦虑的心理激励，当你很不忍心花钱，甚至为花钱而内疚、自责、焦虑、纠结的时候，通过薅羊毛占一点小便宜会大大缓解花钱的负面感受。对于治疗期间的病人来说，有一些取悦自己的花费，比如买个心心念念很久的东西、订花、送自己一份礼物等，都会加重内疚感，甚至谴责自己乱花钱，这个时候薅羊毛的舒缓感就会像晒后修复面膜一样带来正向感受。

对于医疗费用这块，我最近发现有些药物、检查在不同医院间也有价格差异，更别说不同区域间的差异了。比如 PET-CT，上海的三甲医院要 7000 元左右，在珠海医保可以报销 60%，而沈阳的医院居然要 12 000 元。在全自费的情况下，可以提前了解同类疾病在不同地区、医院的综合治疗成本。至于关注医生的门诊号就是更常规的计划了，同一位医生既有专家号又有普通号，你就医时如果对价格敏感且时效要求不高，可以考虑在平价时段就诊（即挂普通号）。我一般把医疗费用单独记账，一年下来我也结合"上海互联网总医院"公众号和各医院 APP 等途径总结费用比例、每次花费的情况等。对于费用资料的整理也完全是前面"补偿原则"部分讲到的报销和补助申请，任何报销、补助申请和赠药申请可能都涉及费用明细、发票原件及复印件的整理和提供，不妨在每次出院的时候就做好，利用"5 分钟原则"在出院的时候就顺手扫描归档、整理好，这部分在"病历管理"那一章还有具体的阐述，在此不再赘述。

"金钱、时间、体力、治疗机会、身体感受、情绪都是成本"这个概念对很多中老年人来说是反常识的，但是这个观念很重要。成本不只是"赚钱不易"的钱，更是用钱也许换不来、挽不回的投入，如体力、时间。这一点，对病人来说尤其重要。比如，为了不浪费十几元钱，即便打开的西瓜在病房开放空间内放了一下午，还是在夏日的傍晚给病人吃了。为了"不浪费"，病人因为肠道感染去世了。于我个人而言，我不会在治疗期间血象很低的时候去挤地铁，在流感高发期去坐公交车，在肿瘤压迫导致下肢水肿的时候走路回家。对于我这样精力很差的病人来说，能坐车不走路，集中精力高效率做重要的事情。

再讲一个发生在我自己家的事情，我至今想起来都觉得很心痛。在我大学四年级的冬天，我爷爷从医院配药回家，在医院门口等公交车，车费 1 元钱，那天下雪路又滑，他 80 多岁了本来很健康，不肯花 5 元钱打车回家，就在风雪中等了大半个小时公交车，冻感冒了。感冒没治好发展成了肺炎，病情越来越严重，呼吸越来越困难，用救护车送去省会医院，半路上人就不行了，又紧急拉回老家，最终人还是走了。在东北零下 20℃ 的天气里，我爷爷，为了省 4 元钱，送了命。他几千块钱的退休工资一直在贴补儿女，自己省吃俭用，人走后子女们瓜分了他的钱，连好一点的衣裳都被分了。这 4 元钱节省的意义是什么呢？

六、请允许我纪念"往事随风"

淋巴瘤病友里有一位湖南宁乡的病友姐姐，网名叫"往事随风"，微信头像是她的女儿在树下的照片。她的分型和我的一样，是滤泡淋巴瘤，但是确诊之初病情比较轻。于是她观察了 3 年，这期间她正常生活，在病友群里时不时抱怨下老公忘恩负义找"小三"的家事。

再寻常不过。

直到 2019 年 7 月的时候，她好像突然发病了，主要症状是全身皮肤呈瘢痕般溃疡样，头发落光，尤其以脸部最为严重，惨白、浮肿的皮肤上布满血斑。眼睛周边都是红色见肉的溃烂。正常人看一眼照片都会被吓得一身冷汗。

据她所说，医生护士都不敢看她、碰她。

我后来查了下，这是白塞氏病，跟我的系统性红斑狼疮一样是一种风湿免疫性疾病，当前的表现属于皮肤症状，治疗方法主要是用激素对抗等。

理论上，她的淋巴瘤病情不重、发展速度也并不迅疾，风湿免疫性疾病是有方法可以控制的。

可是，她可怜在没钱、没主意、没人替她解决问题。

没钱在于，夫妻俩没有自有住房，住在长沙的廉租房里，女儿肾病每个月固定药费 3000 元，两口子打工下来自然是没有太多积蓄，所以她的淋巴瘤也一直处于观察没有进行治疗。她在非体制内工作，可能连灵活就业医保都没有买，所以入院后很快花去 1 万元。于是东拼西凑了 1 万元攥在手里不敢动了，在没有明确诊疗方案之前，她不敢有任何花费，没钱的局促直接限制了她的治疗进度、医患沟通的可能性和自己的机会成本。

没主意在于，她每天都在不同的病友群里寻求意见，大家都力所能及地告诉她如果觉得所在医院治疗水平一般的话，就转院去更好的湘雅一院，或者用手里的钱抓紧试一次治疗。几天过去了，她继续在群里发症状愈发严重的照片，却没采取任何治疗行动，在群里就同样的问题反复询问，大家都对她有些"恨铁不成钢"，又不好替她做主。后来她老公为她发起了轻松筹，大家都力所能及地捐了50元、100元，但是杯水车薪，她的社会圈层决定了她最后也只筹到了不到1万元。这也可以让她做进一步治疗了，但她还是在群里每天问同样的问题，病情并没有缓解。

没人替她解决问题在于，我们很多病友替她着急，跟她讲自己不方便跑的话，起码让老公去另一家医院问问能否收治，或者跟医生进一步沟通先开始治疗淋巴瘤，也可以花钱在网上向专家问诊一下。后来我实在按捺不住了，帮她查询了宁乡当地所有她可能有机会申请的民政部门、红十字会、低保群体医疗补贴等，把咨询电话、具体交材料地址都整理好了发给她，而她除了一句"谢谢"，根本没有进一步跟进执行。她完全是被动的，只能在手机上求助别人，后来眼睛症状严重到只能发语音求助了。可是她身边没有人为她筹划和奔波，病情也就耽误了。

有一位广州病友事后私信我，委婉地表达看法，认为我这是"多此一举"并给她"平添烦恼"。他认为这些申请都是衙门门槛高、要跑关系且非常麻烦的，对于病床上紧急需要帮助的她来说是不切实际的希望。即便申请到一个补贴也不能解决全部问题和根本问题。现在最快的筹钱办法难道不是问亲友借钱吗？为什么还要给她介绍这种花时间跑、费心费力的途径呢？

我当时感觉既挫败又沮丧。我们所有人都明白医院里比她可怜的人大有人在，也某种程度上知道她确实"无药可救"，我还是带着一丝侥幸，期望她身边有人可以选择"两条腿走路"，一边用手里的1万元抓紧开始治疗，一边去筹钱和申请相应补助，而不是停滞在那里什么也不做，或者耗尽所有后无望地等待。

8月之后我们再也没有收到这个病友姐姐的消息，她给大多数病友的印象是可怕的面容和全身血管炎的猩红瘢痕。

病友群总归也是相对弱势的群体，大家要么慕强，希望从别人那里获得正能量和激励；要么怜弱，愿意接纳和帮助一个可以帮助的人。她不属于两者中的任何一类，既不能帮助他人又不能受助他人。

可是，我心里还是难受的。从7月到10月我给她发微信问近况。而我们的聊天界面上最后一条信息还是她的轻松筹链接。没有更新，没有下文。她消失在了病友群。

她应该是走了。

她这件事给我的触动是，每个人解决问题的能力、调动资源的能力、自我评估的能力是不同的，有些人受限于教育、能力、生活现状，并没有自救的选择。

但是，我希望看到这个故事的人明白，任何人都有可能被钱逼到人生的边缘，在生重病这件事上，尽可能多地了解自救和求助的路径，不要等到山穷水尽、走投无路的地步，才发觉自己未对自己负责。

"往事随风"走了，可是，往事于我，始终心痛，从未随风而去。

参考链接

1. 如何办理门诊大病登记，http://www.12333sh.gov.cn/201712333/wsbs/bszn/shbx/02/201711/t20171101_1264408.shtml

2. 《上海市职工基本医疗保险综合减负实施办法》，http://www.12333sh.gov.cn/201712333/xxgk/flfg/gfxwj/shbx/02/201711/t20171103_1271110.shtml

3. 低保、重残等困难群体有哪些帮扶补助？http://www.12333sh.gov.cn/201712333/bmfw/bmwd/ylbx/201711/t20171101_1265389.shtml

4. 红十字会大病救助，http://ai.crcf.org.cn

5. 《上海市因病支出型贫困家庭生活救助办法（试行）》，http://www.shmzj.gov.cn/gb/shmzj/node8/node15/node55/node229/node261/u1ai36177.html

6. 提供慈善赠药的国内基金会列表（列表来源：愈路《天价抗癌药你也吃得起，真相原来是这样》：
   中国癌症基金会 http://www.cfchina.org.cn/
   中华慈善总会 http://www.chinacharityfederation.org/
   中国初级卫生基金会 http://www.cphcf.org.cn/
   中国妇女发展基金会 http://www.cwdf.org.cn/index.html
   北京红心相通公益基金会 http://www.hongxinxiangtong.org/
   北京仁泽公益基金会 http://www.xidabenan.com/index.asp
   北京康盟慈善基金会 http://yns.ilvzhou.com/
   中国医药创新促进会 http://www.atan.org.cn/

7. 上海市职工保障互助会职工互助补充保险介绍，http://www.shzgh.org/renda/node5902/node5906/node6562/userobject1ai1164662.html

8. 《关于本市进一步加强计划生育特殊困难家庭扶助工作的通知》，http://www.

popinfo.gov.cn/jhsyjtfz/20180815/58720.html

9. 《中国保监会关于印发〈个人税收优惠型健康保险业务管理暂行办法〉的通知》，
http://xizang.circ.gov.cn/web/site0/tab5225/info3971140.htm

10. 上海市人社局补贴培训项目，http://www.12333sh.gov.cn/wsbs/zypxjd/
2007zpsy/2007btpx/index.shtml

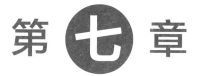

第七章 / 如何高效就医 /

如何高效就医

如何管理病历？
- 用思维导图梳理病程和核心事件、因果关系
- 用Excel表格量化影像报告、可视化图表反映趋势
- 用Word记录病史和每次面诊问题
- 随手整理日常有用的碎片化信息
- 及时将各种检查资料扫描归档
- 考虑海外就医可能性
- 向医生学习整理病史，根据反馈修订自己的病历总结

如何带着问题就诊？
- 拆解一个大的问题变成更广泛、有更多开放选择和考虑维度的问题
- 分步骤、分层次检索与医生沟通的有效语料
- 分析总结检索结论，明确具体的问题

如何利用慢病管理APP记录信息？
- 明确自己的需求，带着需求探索功能
- 对出院管理工具的展望

本部分主要介绍几种常见的整理工具:

- 用思维导图梳理病程和核心事件、因果关系。
- 用 Excel 整理相关报告。
- 用 Word 记录病史和每次面诊问题。
- 随手整理日常群聊中的经验和观点,将碎片化信息进行收集和提炼。
- 将各种检查资料扫描归档。
- 准备英文病历,关注国外资讯,加入国外患者群组。
- 向医生学习整理病史。

首先想说一下: 为什么我们需要管理病历?

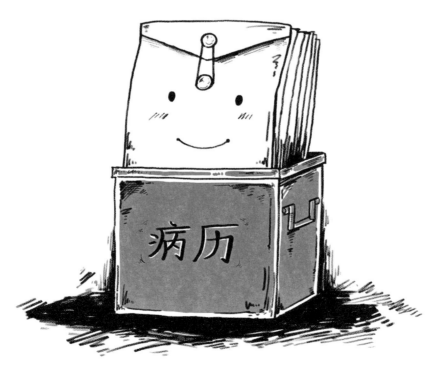

就医本质上是一个寻求专业意见和判断的过程，在医生对陌生病人不了解的时候，高效地建立信息对称对双方来说都可以节省时间、精力和金钱，某种程度上，节省了以生命为代价的机会成本。

我们在就医过程中会积累很多信息，包括和医生的对话、各种检查报告、医生记录的病历、自己身体感受和状态的变化等。这些信息反映了我们身体情况和治疗效果，也给医生对症下药作参考。我们把这些繁杂的资料、检查报告、零碎的信息进行整合和归纳，既方便我们清楚自己的病情与身体状况，也让医生能高效、便捷、全面地了解我们，在未来精准医疗更发达的时候能第一时间尝试，在我们转诊就医、海外就医时有详尽的一手资料。

因为看病从来不是一件可以简单口述就可以给对方足够信息的事情，在疾病的末期也可能出现病人本人无法就诊需要家人代为问诊的情形；此外，如需保险理赔、申请入新药试验组、申请基金会 / 药厂慈善补助、作为罕见病例为医生提供实验数据等情况下，一份完善的病历是非常重要的。

那么根据不同的目的和用途，我介绍几种方法和思路，大家可以根据自己疾病的情况参照执行。

以我自己的疾病为例，我做过的比较重要的节点性的检查包括 3 次骨髓穿刺、4 次 PET-CT 检查、3 次共 4 处淋巴结活检免疫组化和 FISH/NGS[①] 检测、每 3 个月一次增强 CT 检查、每个月一次全身 B 超检查、每 3 个月全套风湿免疫血液检查和淋巴瘤生化检查、每个月部分核心风湿免疫指标检查以及血常规和 C 反应蛋白检测，等等。规律检查之外还会有偶然的针对事件性的检查，比如感冒了要去拍胸片看有没有肺部炎症等，不一而足。

那么我可以按照几个维度来梳理自己的病历，比如时间维度的病程进展自然顺序、与治疗用药节奏匹配的顺序、换方案前后的对比的顺序、同一种类的检查顺序匹配诊疗意见、不同医院诊疗经过、中西医侧重点分类、不同病种（如果有其他合并疾病或者慢性病的话），等等。

那么根据不同用途，我们可以利用软件来归纳整理所有报告和信息。

---

① FISH：fluorescence in situ hybridization，荧光原位杂交。FISH 技术是一种重要的非放射性原位杂交技术，主要是检测基因或序列的染色体定位，也可用于未克隆基因或遗传标记及染色体畸变的研究。NGS："next-generation" sequencing technology，"下一代"测序技术，又称高通量测序技术（High-throughput sequencing）。

我分享一下大致的思路：

1）用思维导图梳理病程和治疗经历

到外院就诊或者换主治医生的时候，都有一个询问病史的过程，那么这个时候按照"发病前症状—如何确诊—治疗过程／方案—治疗结果—复查结果"的时间顺序，梳理每个阶段的核心信息会比较清晰，在门诊问诊的时候可以在最初的 3 分钟按照时间线清晰表述自己的确诊和治疗过程。把它做成比较翔实的思维导图并打印出来，可以作为逻辑框架来指引自己表述。2019 年 7 月我带爸爸在上海看病之前，我就让父母从老家寄来爸爸的全套病历，结合我手机里存储的检查报告，足足花了好几天时间，最后把整理好的思维导图打印出来陪爸爸去看病，医生问到几年前的问题和方案的时候，我一看时间节点就能找到对应的结论，比较高效，不用在一袋子杂乱的报告里翻来翻去，在紧张的专家就诊时间里沟通的效率较高，把问诊时间优先让给医生回答问题而不是病人回答问题。

2）用 Excel 整理相关报告

对于有数值、可以量化的影像报告、血象报告、生化报告结论可以将数值整理出来。对于医生来说，按照"病灶分布区域—大小—代谢是否异常—SUV 值"整理 PET-CT 结论页的数值，横向对比治疗前中后的数值变化会比较有参照意义；按照"病灶分布区域—大小—边界／血流丰富程度—分级"来整理 B 超检查结论部分，同时注意标注检查医院和时间，B 超是一种取值偏差较大的影像检查手段，对于一些疾病，在同一家医院同一台机器做检查会更有可比性和参照意义；按照"病灶分布区域—大小"来整理增强 CT/CT/MRI 检查的结论，对于有肿瘤性质倾向的结论单独整理，这些检查可能更偏重大小比较和密度／肿瘤性质等维度；血象和生化指标都有参考范围，可以在录入数字之后设置函数，将超出正常范围的数值特别标注。此外，可以用 Excel 图表反映各项量化指标的变化趋势，曲线图反映一个较长期间的趋势，也可以采用其他图表类型反映相关结论。

3）用 Word 记录病史和每次面诊问题

对于远程问诊来说，除了线上问诊 APP 上付费的问答外，在请托看病、代问诊、给专家私下看的情况下，最好准备一页的病历梳理，让对方只需要打开一个文档就可以清晰地看到他所需要的核心信息，而无须本人当面口述。以淋巴瘤为例，我见过的最为清爽、专业的病历文档来自于一个知识水平很高的病友，他的病历总结分为三部分：

（1）病人信息：姓名、性别、年龄（可以补足既往病史、过敏史、基础疾病和家族史）。

（2）主要诊断和治疗经历：按照日期、就诊医院、诊疗／检查项目最核心结论。表格分为三列呈现以下信息，比如：2018-10-18，上海瑞金医院 -PET-CT 末期评估（CR[①]）；2017-08-21，上海仁济医院 -RCHOP 第一个疗程"方案剂量：利妥昔单抗（美罗华）660mg，环磷酰胺 1.3g，盐酸多柔比星（里葆多）60mg，长春花碱酰胺 5mg，泼尼松 10mg，一日两次"。这相当于把病历本上每次就诊的最核心结论或方案以及呈现的结果整理出来。

（3）主要检查及结果：在 Word 文档中用各类表格列出医生最需要参照的信息，比如免疫组化、抗原表达、基因检测表达、影像学结论等。他按照日期、检查类型（检查类别 - 医院 - 部位）和检查结果做出一张总结表格，对不同类型的检查按照时间顺序呈现，对于重点变化、关键性结论处标红以提示注意。

就诊中医的话，提供信息的维度就是另一套体系了，我因为调理睡眠去上海一家中西医结合医院一位有名的肿瘤专家那里就诊，其问诊更侧重"望闻问切"体系下的日常饮食、休息、二便、舌苔、气色等情况，那么观察记录自己的身体感受就是必要的，比如用智能手环记录睡眠情况、如果有发热就量体温、舌苔异常的时候拍照留存、记录食欲不佳的具体状态等，偏重中医调养的病友就可以更好地和医生沟通。事实上，中医的方子须根据每次脉象进行调整，其调理作用可能更在于它引导病人规律地作息和建立健康的饮食结构。我不完全否定中医的作用，但是我认为单纯只靠一般的中医疗法不可能治愈癌症，要客观看待中医调养和全中医治疗的辩证关系。

用 Word 整理病历病史也有助于初次在一个专家处就诊的时候方便助手医生录入病历信息，病人和家属在自己做完一系列整理之后也能在就诊时非常清晰连贯地表达病情。

4）碎片化信息的收集和提炼

国内病友微信群、日常朋友圈资讯，医学科普公众号、病友论坛的文章，病友之间的分享等，这些非常碎片化的信息对于病人自我学习和积累也是有助益的。

---

① CR：complete response，完全缓解 。所有靶病灶消失，无新病灶出现，且肿瘤标志物正常，至少维持 4 周。

如果不能及时有效地进行整理，这些信息也和我们刷过的朋友圈一样转瞬即逝，没有沉淀下来任何价值。我想介绍大家用有道云笔记或者印象笔记这类软件，甚至手机自带的记事本功能，随手对这类信息进行复制、整理和分类，保存在固定文件夹里，使用时搜索关键词即可。另外国外的网站词条、一些有价值的视频等，可以使用印象笔记·剪藏（Evernote web clipper）功能记录下来，该软件也有录音、录像、存笔记的功能，可以录音后转换成文字。好的归类、整理习惯不仅精选了对自己有用的信息，同时也积累了更多的知识储备，是好的疾病管理习惯和学习习惯。作为病人处于有准备的状态并且有良好的治疗依从性。

5）扫描归档

我爸妈经常会把检查报告随手扔了，等询问的时候他们就会说："我寻思没什么事就不知道放哪儿了。"他们面对医生问诊肯定是含糊其辞的，根本分不清自己具体是什么时候做了什么检查，结论是什么。磁共振、骨扫描、增强 CT 和普通 CT 的区别也完全分不清楚，只能重做检查，还没有历次以来的对比。无法让父母养成收集归档的习惯，我自己平时还是很注意"5 分钟原则"，拿到检查报告、住院病例等资料第一时间用手机上的扫描软件拍好收藏。家人的所有报告我也在手机上用不同的文件夹保存，标注成不同的分类，比如"2019-03-31 中山医院血液科确诊 CT"等，也方便导出清晰的照片给医生看，最好整理成一个文档，医生不必一张张去看那些模糊不清、歪歪扭扭、没有时间顺序的报告。任何时候，拿出手机就能讲出数值和结论都是一件提升双方好感度的事情，对于大专家来说尤其是。

6）海外就医

对于一些疑难杂症病人或者一开始就考虑海外就医的病人来说，准备英文病历、关注国外资讯和加入国外病人群组就是个问题。目前海外就医的渠道主要有几种：专门的海外就医中介为病人提供全流程落地医疗服务；保险公司有高端海外就医保险，主要覆盖国家为美国和日本；国内的高端私立中美联合诊疗机构，与国外知名医疗机构合作给国内病人提供远程医疗服务；独自联系，只身出境就医；当然还有病人或者国外医生志愿者联合的组织提供免费帮助等。虽然这几种渠道中可能有专业的中介提供语言服务、病历翻译服务，对于病人个人而言，比起国内就医来说，海外就医的信息质量要求、病历整理要求显然是更高的。虽然我本人没有实际去海外就医，但是身边确实有病友反馈的经验值得借鉴，无论是准备英文病历资料，还是关注脸书（Facebook）病人群组、油管 YouTube[①] 订阅患者分享，在国外医疗机构网站获取资讯、订阅相关资讯，都是越了解越从容、越早越好的。在治疗不顺利且有海外就医打算后，早些做准备去了解和适应都是给自己争取机会，犹豫和拖延会耽误时机。

7）向医生学习整理病史

由于我就诊了多家医院，我发现每家医院负责录入病历病史的小医生其实特点不同，他们整合出的信息维度不尽相同，不同的关注点其实也给了我反馈：哪些信息是重要的，我可以怎样相应修改自己整理的资料。比如对于我的病种分型来说，我参照肿瘤医院医生抽取的免疫组化抗原表达知道了该专家侧重看哪些内容；瑞金医院的医生会问我整个治疗期间血常规的变化，我会进一步留心他关注哪几项指标的变化、是否超出正常值。不同专家在看 PET-CT 报告结论时，考虑的病灶维度不同，有的专家关注是否都在体表，哪些核心部位是高危的；有的专家关注 3cm 这个临界值；有的专家侧重每个月的增长值；有的专家会关注冷门的指标。这些就诊时被关注及被询问的问题都是给我了解自己病情、病历资料的正反馈。

对于一部分病人来说，一次顺利治疗结束后获得治愈皆大欢喜，确实不必过分在意过程中的病情管理；但是我的淋巴瘤和自体免疫疾病的诊疗，将是个终身的、漫长的管理过程，我的淋巴瘤分型特点就是会持续地复发，自体免疫疾病也需要高频率的随访，那么对于常规指标、用药、过敏症状、随访结论等信息做长期的记录并实时更新就很有必要了。

再举个例子，对于一些心血管疾病病人，如果家人并不了解既往发病史、发病情况、血脂指标、血管斑块位置等，那么一旦突然发病，家人甚至不能及时察觉到病人异常症状，在黄金 2 小时内送往卒中中心后可能也无法给予医生全面的信息。最后，牺牲的可能是病人的生存机会。所以建议大家把整理好的这些病历资料跟自己家人或者陪伴自己看病的人同步共享，一旦发生突发状况能够第一时间拿出有效实用的资料。

毕竟，对于情况不好、治疗不顺利、病情复杂的病人来说，"睿智"和"自律"很可能会救自己一条命。

---

① YouTube：一个视频网站，中文名为优兔或油管。作为当前行业内在线视频服务提供商，YouTube 的系统每天要处理上千万个视频片段，为全球成千上万的用户提供高水平的视频上传、分发、展示、浏览服务。

第二节　如何带着具体的问题看医生

在四处奔走问方案的求医生活里，我们经常发现一个现象：很多人看病不带着具体的问题，在见到医生后 10 分钟都无法清晰表达自己的就医诉求。我想分享下自己看病时的一点小心得，希望能帮助大家。从本质上看，这是商业战略咨询里 MECE[①] 分析法的应用。就是对于一个重大的议题，能够做到不重叠、不遗漏的分类，而且能够借此有效把握问题的核心，并成为有效解决问题的方法。

以我自己举例：系统性红斑狼疮（SLE）病人能否服用来那度胺（淋巴瘤一个方案的药）？（大家主要看思路，不要在意细节对号入座。）详见下页思维导图。

一、为什么我要拆解这个问题？

我的疾病诊断是：滤泡型淋巴瘤合并系统性红斑狼疮，分别属于血液科和风湿免疫科的就诊范围。从概率上讲，十万分之七 × 十万分之一的概率，我目前还没碰到跟我情况一样的病友，就诊的医生尚未见到跟我一样合并疾病的案例；从临床研究来讲，目前我还没检索到大规模的类似合并病例的研究。

当前我的治疗需要考虑换成 R2 方案的话，就涉及了一个血液科医生和风湿免疫科医生无法 100% 明确回答的问题：同时患有滤泡型淋巴瘤和系统性红斑狼疮的病人是否适用 R2 方案（美罗华＋来那度胺）？

因为这是一个跨学科的问题，我也兜兜转转在血液科和风湿免疫科跑了一圈，但是综合下来的结论就是"无法 100% 明确"。

为什么我要拆解这个问题呢？

因为换个问题问法可以获得更广泛的信息维度和更多的考量标准。

我拆解这个问题的方法分为以下几种：

（1）规则和例外维度：使用该药的规则是什么？我属不属于排除的情形？

（2）因果关系维度：使用该药对我的合并自体免疫疾病来说有什么可能的直

---

① MECE：mutually exclusive collectively exhaustive，相互独立，完全穷尽。

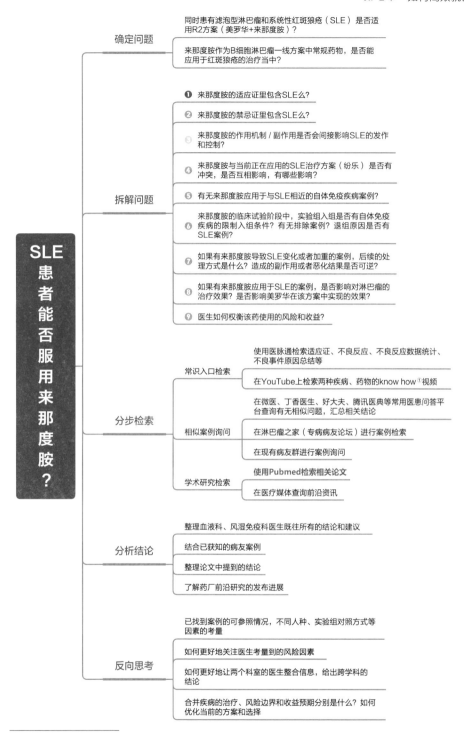

确定问题

- 同时患有滤泡型淋巴瘤和系统性红斑狼疮（SLE）是否适用R2方案（美罗华＋来那度胺）？
- 来那度胺作为B细胞淋巴瘤一线方案中常规药物，是否能应用于红斑狼疮的治疗当中？

拆解问题

❶ 来那度胺的适应证里包含SLE么？

❷ 来那度胺的禁忌证里包含SLE么？

❸ 来那度胺的作用机制／副作用是否会间接影响SLE的发作和控制？

❹ 来那度胺与当前正在应用的SLE治疗方案（纷乐）是否有冲突，是否互相影响，有哪些影响？

❺ 有无来那度胺应用于与SLE相近的自体免疫病案例？

❻ 来那度胺的临床试验阶段中，实验组入组是否有自体免疫疾病的限制入组条件？有无排除案例？退组原因是否有SLE案例？

❼ 如果有来那度胺导致SLE变化或者加重的案例，后续的处理方式是什么？造成的副作用或者恶化结果是否可逆？

❽ 如果有来那度胺应用于SLE的案例，是否影响对淋巴瘤的治疗效果？是否影响美罗华在该方案中实现的效果？

❾ 医生如何权衡该药使用的风险和收益？

分步检索

常识入口检索
- 使用医脉通检索适应证、不良反应、不良反应数据统计、不良事件原因总结等
- 在YouTube上检索两种疾病、药物的know how[1]视频

相似案例询问
- 在微医、丁香医生、好大夫、腾讯医典等常用医患问答平台查询有无相似问题，汇总相关结论
- 在淋巴瘤之家（专病病友论坛）进行案例检索
- 在现有病友群进行案例询问

学术研究检索
- 使用Pubmed检索相关论文
- 在医疗媒体查询前沿资讯

分析结论
- 整理血液科、风湿免疫科医生既往所有的结论和建议
- 结合已获知的病友案例
- 整理论文中提到的结论
- 了解药厂前沿研究的发布进展

反向思考
- 已找到案例的可参照情况，不同人种、实验组对照方式等因素的考量
- 如何更好地关注医生考量到的风险因素
- 如何更好地让两个科室的医生整合信息，给出跨学科的结论
- 合并疾病的治疗、风险边界和收益预期分别是什么？如何优化当前的方案和选择

SLE患者能否服用来那度胺？

① know how：从事某行业或者做某项工作，所需要的技术诀窍和专业知识。

接或者间接影响？

（3）扩大概念维度：该药有没有适用于更大范围的自体免疫性疾病？

（4）扩大参照维度：在该药临床试验阶段有没有设置限制条件、有没有类似病人退组或者发生严重的不良反应？比如有什么样指标异常或者额外疾病的病人不能使用，跟我一样或者部分类似的病人有无发生过退组或者严重不良反应？

（5）延展假设维度：假设带来不良反应或者导致疾病恶化，是否可逆？有无解决办法？

（6）共同作用维度：该药会不会对另一种药物的效果有影响？有无对照？

换问题的问法分为很多种，我只是举了几个适用于我的维度的例子，一定能得到 100% 的明确答案吗？

当然不一定。但是更广泛、给出更多开放选择和考虑维度的问题能提供给医生新的思路，能更了解医生权衡方案风险收益的思路，能够获得更多信息，也会获得更多自己检索资料的方向提示。

二、如何有效地检索跟医生沟通的语料？

拆解和变换问题的维度也是为了更具体地分步骤检索信息。

直接在搜索引擎敲出这个问题，是无法得到权威的答案的。

所以我从 3 个维度来收集与拆解问题对照的信息：

（1）常识入口检索：从医脉通等医疗媒体 / 数据库工具上可以检索适应证、不良反应、不良反应数据统计、不良事件原因总结等；从 YouTube 上检索两种疾病、药物的 know how 视频。

为什么要看这种知识浅化的常识讲解视频呢？因为可以参考它简化的角度、抽象的核心概念，还可以记下来英文专业术语方便自己做英文检索。

（2）相似案例询问：在微医、丁香医生、好大夫、腾讯医典等常用医患问答平台查询有无相似问题，汇总相关结论；在淋巴瘤之家（专病病友论坛）进行案例检索；在现有病友群进行案例询问。这种实际案例的询问其实就是一种顺藤摸瓜的参照，有类似病例的病友可以告知我他主治医生的结论和思路，也会告诉我他治疗的经验，我进而将总结发给我的主治医生，给他更多的参照信息作决策。

（3）学术研究检索：在 PubMed[①]（门槛最低的生物医学学术搜索引擎）检索相关论文；在医疗媒体查询前沿资讯，包含早中期临床试验的资讯等，这类资讯传达的前沿信息虽然不够成熟，但是起码提供了一点方向和启示。国外的临床实验可以在 ClinicalTrails.gov[②] 网站检索一下药品名。此外，也可以使用谷歌学术，很多临床结果会在会议上比如美国临床肿瘤学会 (American Society of Clinical Oncology,ASCO) 年会等对外公开。

为什么我需要自己做检索呢？

因为我确实属于非常少数的案例，并不在主流研究覆盖的范围内。本身病例特殊性叠加治疗的不顺利，就需要我在就医中更高效率地跟医生沟通，给医生节省了解我和我的稀缺案例的信息成本，给医生更多决策依据和参考案例。

三、如何分析总结检索结论，明确就医问题？

我有个习惯，就是每次看了门诊回到家把医生的意见和建议整理到表格里，表头就是：日期、就诊医院、就诊医生、核心意见和结论。日后我看同一个医生，就会在下面加一行，更新他之前的意见。

那么结合我们在第二部分收集的信息，就可以整合四部分的结论：整理血液科、风湿免疫科医生既往所有的结论和建议；结合已获知的病友案例；整理论文中提到的结论；了解药厂前沿研究的发布进展。

这个时候我们整理出来的东西还是分类呈现的事实，没有判断、没有整合、没有分析。

那么就需要进行反向思考，汇总成一个或者多个具体的问题反馈给医生，让医生帮忙决策和分析。

反向思考的角度有很多，比如：

（1）已找到案例的可参照情况如何。对不同人种、实验组对照方式等因素的考量。比如我找到的来那度胺应用于系统性红斑狼疮病人严重皮肤症状的小型试

---

① PubMed：一个提供生物医学方面的论文搜寻以及摘要，并且免费搜寻的数据库。它的数据库来源为 MEDLINE。其核心主题为医学，但也包括其他与医学相关的领域，如护理学或者其他健康学科。

② ClinicalTrials.gov：一家美国临床试验注册中心。它是由美国国家医学图书馆在美国国立卫生研究院运营，是美国国内最大的临床试验数据库，目前拥有 170 多个国家的约 20 万种试验记录。

验，一共 15 个病例，在西班牙，那么对于我的借鉴意义究竟有多少？

（2）如何更好地关注医生考量到的风险因素？在和医生沟通的过程中，医生会问我很多问题，比如血小板怎么样？前面检查肾功能怎么样？说明这都是考虑我是否适用该药的考量因素，我应该根据之前问的问题有针对性地从既往的报告里把这些参考数据拎出来，无论是从治疗时间轴，还是从治疗阶段药物效果周期，都有必要在同一个医生下一次问起的时候快速给他反馈。

（3）如何更好地让两个科室的医生整合信息，给出跨学科的结论？毕竟我是在多个医院、两个科室轮流跑，医生并没有义务代我咨询其他科室的医生，我自己有义务把别的科室的医生意见带给他。

（4）能不能给医生更开放的选择？比如合并疾病的治疗，风险边界和收益预期分别是什么？如何优化当前的方案？在和医生沟通的过程中，我会根据医生的风格，选择更具体或者更宽泛的问题，如果是临床经验丰富、对前沿资讯非常了解的医生，我会尽量问一个开放性的问题，了解自己未来的治疗方案和可能风险。

四、结语

我为什么要写这些文字呢？

绝不是我比其他病人更有就医经验、久病成医或者有任何专业度，完全是因为：我知道我的医生为我操心很多，有些力所能及的事情我可以自己做。

有一天我突然想和朋友们一起组团去接种人乳头瘤病毒(human papillomavirus, HPV）疫苗，但是我当时还处在靶向药维持期间，不确定能不能接种，我就咨询了我的医生。

我的医生帮我查了半天文献，还把原因进行总结后告诉我。

那一瞬间我真的超爱他！

所以当我再看到很多微博和公众号留言问我一个非常宽泛的无从回答的问题的时候，或者再看到很多病人在门诊半天言之无物不知道怎么表达问题的时候，我就想，也许我可以把自己的心得写出来，给大家提供个可参考的方法。

<table>
<tr><td>第三节</td><td></td></tr>
</table>

慢性病管理小工具

看病久了，会发现长期的治疗积累了很多报告、资料，很多慢性病的治疗也有需要长期监测和跟进的指标，我的公众号后台有些朋友留言问如何用更方便的使用 APP 管理病历信息，我稍微研究了一下移动医疗，结论是：对于 C 端（病人）来说，暂时没有兼具个人病历管理 + 医生出院管理 + 与医院信息系统打通的多病种闭环工具，但是对于常见的慢性病，有些病种细分垂直领域的 APP 还是可以用一用来增加依从性和医患沟通效率的（详见下页图）。

一、看似红海，实难精深的移动医疗市场

《2018 年中国慢病管理市场现状与发展趋势》显示，我国现在拥有超过 3 亿的慢性病病人群体，慢性病致死人数已占到我国因病死亡人数的 80%，慢性病管理产生的费用已占到全国疾病总费用的 70%。客观来讲，慢性病的预防和管理重要而紧迫，然而，落实到具体的单个病人身上，对于病症集中的慢性病如何实现便捷、高效的健康自检和日常监测，如何保证较好的依从性执行医嘱，成了上千款慢性病移动医疗产品近 10 年的主要挑战。

一千个病人有一千个用户需求。

医疗需求本身是一个天然低频、偏高龄、高壁垒、高度碎片化的需求。

我们先来看两款典型的慢性病管理 APP。

"肾斗士"这款 APP 的主要功能板块包括：常规检查记录数字 / 影像录入、常见问题 QA、病友社区 UGC、日常饮食蛋白质测算和医生专栏。

"哮喘专家"这款 APP 的主要功能板块包括：疾病基础知识、名医讲解视频、用药视频教程、手动 / 外接硬件录入用药情况、病友社区 UGC 和电商。

除糖尿病管理 APP "百糖大战"（上百家创业公司做糖尿病管理，然而只有 1 型糖尿病病人能够自律地使用）之外，这两款 APP 基本代表了其他垂直病种 APP 功能情况。

我最大的感觉是：就像个手机记事本，不解决我和自己主治医生"小事线上

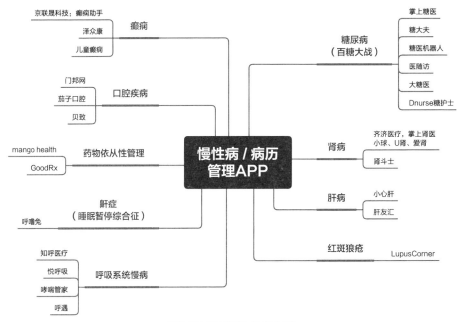

慢性病 / 病历管理 APP 汇总

沟通，大事线下挂号"的需求，也并不能帮助我直连我所就诊医院的信息系统 /
医院本身的 APP 实现所有诊疗记录、检查报告、门诊病历全同步、完全整合、高
度结构化的诉求。

对于做这些产品的公司来说，除了电商、广告等成熟简单变现模式外，没有
药厂、器械厂、保险公司等金主付费的情况下，当前基本只能做到这样。

毕竟，整个医疗场景中最重要的 H 端（公立医院）医疗资源处于垄断、高壁
垒、难打通的状态，主治医生也没时间适应这样零散、简单、有反馈时效要求的
工具。让 G 端（政府）付费的话，只能说，医联体信息化尚且在艰难推进，地区
龙头医院都有开发自己的医院 APP，拿出一笔钱做慢性病管理信息化这件事还是
有难度的。总而言之，想做好一款优质的慢性病管理产品，结构化医疗大数据的
缺乏、尚未成熟的算法让创业公司巧妇难为无米之炊。

二、明确需求：技术、工具还是模式？

于我看病而言，我对病历管理的产品 1.0 阶段的需求是什么？

（1）基础数据的录入和图表化数据分析，即硬件和算法相结合（技术 + 工具）。

（2）基于就诊医院的医疗记录和我日常录入的数据，如果检查数据提示异常，系统给出建议，必要时实现和主治医生的简单沟通，即人工智能＋轻问诊（技术＋模式）。

（3）在轻问诊未解决问题的情况下，能够实现预约挂号，并同步检查结果和医生病历，方便转诊，即挂号＋医院内病人数据获取（工具＋医疗大数据）。

（4）在出院管理需求得到满足的情况下，医疗衍生需求的满足（当然要有价格优势、信用背书），即药品、保险等一般需求，高端医疗、海外医疗、远程会诊、视频问诊、指定医生挂号问诊等高端需求（商业合作资源＋优质医疗资源打通）。

然后我们会发现，这些功能都分散地被广谱移动医疗公司实现：丁香医生、微医、春雨医生、好大夫各有各的精深，它们力所能及地把能拓展的业务都先做掉了。

网上挂号、线上问诊的 10 年，十几亿人的病人市场教育，也算是一将功成万骨枯了。

那我对病历管理的产品 2.0 阶段的需求是什么？

一言以蔽之：优质线下服务和诊疗效率的提升。

然而这样的期待必然涉及更多的参与方和更核心的困难：医保盘子的调整、分级诊疗的落实和医生执业限制的放开。更重要的是，医疗监管思路的重塑。

当前慢性病管理 APP 产品良莠不齐且耗资巨大却反响平平的一个原因是，乱。谁都可以融资试水，哪个痛点打通看起来都能做生态、做闭环。看了十几个 BP 之后，我不禁想问：

为什么移动医疗产品一定要雄心壮志做就诊前、就诊中、就诊后的服务闭环打通？

为什么赚钱一定要靠传统互联网红利变现的思路，横跨医疗、药品、保险、电商和服务？

只是将一款功能做深做精，在井井有条的医疗管理秩序中，病人就一定不愿意为黏性高、实用性强的工具付费吗？

第八章　/ 重走来时路 /

重走来时路

- 为什么要回放人生高光时刻?
- 如何过好不确定的余生?
- 如何时光倒流,人生有什么可以重来?
- 如何看待死亡?

一、人生高光时刻回放

2019 年的清明节，过世病友的太太在朋友圈发了一句"千里孤坟，无处话凄凉"。少时经常为赋新词强说愁，如今在这个人生阶段才真切体会到一些深重的痛苦和忧愁。在比较年轻的时候就接触死亡，接触这人类最终极的脆弱，在医院的一年看到百态人生，我才知道，人间疾苦和生老病死在这个城市也是折叠的。感知能力越强、感受颗粒度越小，能体察到的情感越多层次。

可是越了解别人的痛苦，越是脆弱。

不仅因为自己也痛苦，更是因为无能为力。

每天都在面对失去，今天可能是一个病友癌症又转移了，明天可能是认识的病友可能要离开了。在一个个每日聊天、互相关心的群里，有些头像再也不会说话了。

曾有个网红问我："你会删了已经过世的人的微信吗？"

我说："我不会删呀，我还会继续给他发消息，想到什么了就说一声，想起他了就问他最近好不好。"只是那个对话框再也没人回复了。

我认识的过世的人里，不知道有几个是彻底做好与世界告别准备的，看他们的最后一条朋友圈消息，不是家人的讣告，就是过世前几天抱怨生不如死，我没看过谁，真正从容地与人好好告别。

我们终将失去彼此，却永远做不好心理准备，永远有后悔不已的未尽感。

就算假设死去的人可以有灵魂看到我们，有转世可以再投生为人，有极乐世界可以免除病痛。可是，肉身始终还是化作尘土，成为这浩瀚宇宙的一粒微尘。这肉身再不能拥入怀，再不能共一餐，再不能挽手诉真心。

这个人就是消失了。与之有关的一切在活着的关联的人记忆里一点点淡化，被覆盖掉。就像不曾存在过一样。

死去之后，我们无法再获得被记得的证明。

那只有活着的时候被爱过才能证明活过。

2018 年的时候看了一部日剧《人生删除事务所》(Dele)，故事是讲有家个人数据销毁公司，其业务是为委托人在其死亡后消除其想要抹掉的电子数据。在一个个委托任务中，他们发现被委托销毁的数据背后隐藏着人性红光和至暗。其中一个故事的主人公是一个音乐少女，她的父母都是音乐家，希望她从事大提琴之类的"正统"音乐事业，但她有自己酷爱的音乐风格，还是一家小众乐队的主唱。她因为和父母冲突太大而离家出走独自生活，一起玩同类音乐的朋友也是些在酒吧里看起来放浪形骸的年轻人。女孩突然离世了，她父母怀着对她巨大的不解和内疚想知道她生前究竟过着怎样的生活、有什么样的朋友。后来他们在女孩委托销毁的数据里找到了一段录像，女孩察觉自己心脏不好之后，就和一起玩音乐的朋友们早早准备了"生前道别会"而不是"葬礼追悼会"。在那段录像里女孩和朋友们开心极了，朋友们每个人都说喜欢她的原因，怀念真正开心的时刻，回忆美好的过往。

女孩是因心血管疾病突然过世的，苦痛不多，她从事了自己喜欢的事业、交了很多真心认同彼此的朋友，提前把此生在这世间的羁绊都好好给予了感谢和告别。

这个故事给了我很大的启发，我突然觉得，如果在人生的终点展开人生的一幕幕过往，我们可不可以像剪辑视频一样，选择插叙、倒叙呢。

回首自己整个人生，什么是对我们来说很重要的？想要被记得的？

所以我的公众号文章写到后来就很想写一些病友故事，我认识的病友里很多人其实面对离开的恐惧时，担心挚爱的老公会忘了自己、年幼的孩子会忘了自己，所以想把自己的故事、经历、心愿记录下来。从那时起我就答应了一些朋友，去记录他们希望被人记住的那些人生高光时刻。哪怕是很不会表达自己，过着乏善可陈的普通人生的人啊，总可以留下一些故事、一些想说的话吧。

为了帮这样的病友梳理人生不同阶段的大事，我做了一张时间轴图表叫作"人生高光时刻轴"，分为几个部分，就像人物传记、人物故事的事件纪实骨骼一样：

（1）出生：出生年月（时代背景）、出生地（地域特色文化）、基本家庭情况（原生家庭对个人性格和成长的影响）和成长环境（核心关系）。

（2）少年时代：少时主要经历（这段时间可能是快乐集中、事件密集的阶段）和少年大事记（恰逢少年时，青春的往事）。

（3）20~30岁：婚恋情况（刻骨铭心的爱人）、教育情况（遇到了哪些影响自己的人生导师和同窗）和其他大事记（如求职谋生、白手起家）。

（4）人到中年：人生观变化（成熟成长历练后的沉淀）、处境变化（人生角色更多元，责任更重）和其他大事记（如家人生离死别、下一代新生、婚姻爱人的转化）。

（5）步入老年：婚姻关系变化（可能丧偶或者离婚）、家庭关系变化（家庭结构调整，子女离巢）、健康状况变化（衰老的体感和力不从心）和其他大事记（如事业结束、价值感重建和落叶归根等）。

（6）尾声阶段：疾病情况（患病后处境）、大事记（因为疾病触发的家庭关系和亲缘关系变化）及生死观（末路归途，对人生的认识变化，最后的渴求）。

我在生病后更喜欢整理照片、过去的文件，在面对生命的不确定性和流逝时，我想让自己的这场回顾电影不要在最后时刻只是回光返照，而是可以慢条斯理地在头脑里把很多难忘的人事场景放映一遍。

虽然这样说有些伤感，但是能早早搬个小板凳坐在自己的"回忆放映厅"里，与记忆中那些刻骨铭心的主角们躬身告别，或淡淡握手，或用力相拥，或咒骂几句，也算是了却这些羁绊了。2019 年 4 月还有些春寒料峭，我和曾经异地恋多年而后分手的前任见面，两人一起吃了顿东北烤肉，一起在晚风里说说话，心里的诸

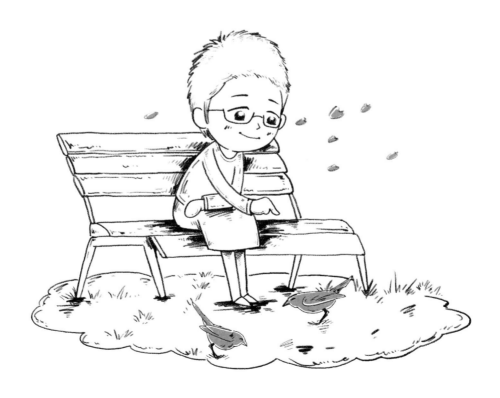

多后悔和不甘都有机会面对面直白地说出来，感觉特别好。

就是那种"当年爱你时喜欢折腾、爱说反话的少女，情窦初开又矜持且不懂直抒胸臆，如今分别在即，耳鬓厮磨里都有直白的爱意和恨意"的感觉。坐在他面前的我戴着假发，激素脸，过敏性皮炎也没有褪去，可我并不觉得一定要给他看自己最好的一面。我最好的一面，我的青春他都看过了呀，现在我们是时候好好吵一架啦，嗔怒愤怨都不会被怪罪。

很多人忌讳提到死亡、告别、失去，这些不吉利的字眼，一个梨都不可以分着吃。至亲至爱也难以直视病人的双眼，听对方病恹恹说出离别的话。哪怕人都咽气了，亲人扑在病床上大哭说的都是"你为什么这么狠心，你可不可以不要走，你为什么要抛下我"。

可是我呀，我知道我的倒计时比别人可能会早些，我早点进入"回忆放映厅"，我就是要知道自己经历过什么、我为什么是我、什么支撑过我、哪些又伤害过我，我就是要知道自己曾为谁所爱，又曾影响过谁。

等那一天来的时候，我会对世界说："谢谢，再见，我去冬眠啦！"

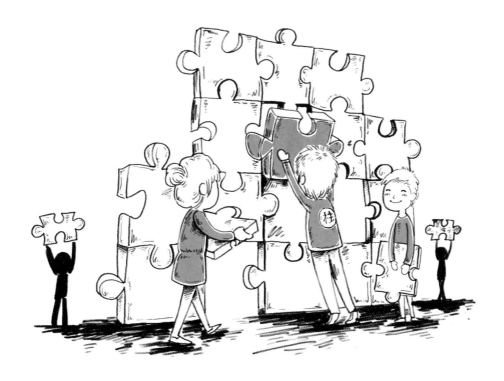

二、所以余生什么是重要的

死去之后，我们无法再取得被记得的证明。

那只有活着的时候被爱过才能证明活过。

所以我的余生啊，只是想得到爱。

随着初步治疗的结束，我发现，那部分正在执行中的计划、规划、安排，其实无法妥帖地安置人性里的软弱、怯懦和逃避，很多事情不是你具体列入表格里对方就能执行的，甚至说，一个程序化的自己单曲循环，并不能掩盖自己其实是调频收音机的事实。很多时候，我真实的那部分渴求爱、极度缺乏安全感的自己被克制且压缩了。我终于明白一件事，一年前觉得自己只要安排规划好一切就万事大吉了，其实不是，生活是流动的，人性的灰度也会在不同的境遇里变化，我也不是一个平面的、通过安排计划就可以拼成的拼图。我不是一张图、一张纸，我是一个多维的人。那些所谓的控制感、掌控感，都把我这个人的情感需求简化了，把我的 B 面，抽象了、压缩了。我的人生意义也不是构建于其上的。

我其实还是想得到爱，不只是获得规划中事情做好的价值和正反馈，我就是单纯地想因为被爱而有安全感，而感到幸福。我需要有人抱抱我、陪我在门诊等几个小时，住院的夜里醒来有人问我痛不痛，而不是一张思维导图。这张图是我所习惯的、在所有人面前的、职业化的 A 面，而不是那个越哭越凶的 B 面呀。"死亡面前自己是最大的，其他所有人都不是。"就好像一场生日聚会，你才是生日主角，你尽兴是最重要的，别人的感受都是次之的。只有在你的葬礼上，才需要妥帖周全地安排所有人不需要再考虑你。

是时候，在余生里真正想想做怎样的自己，还有什么可以做。

我曾规划"还有什么可以稍微享受"和整理"心愿单"（wish list）。

这两件事其实是可以从确诊一直做到真正离开那一刻，力所能及地取悦自己，喜欢的东西不用再延迟满足。多和爱的人沟通，关系的满足才是人类幸福的基础。在心愿单里不断画画改改，除了规划身后事之外，还可以整理自己可以实现的心愿，去有条件地落实。

我在公众号后台曾见过很多心愿，与其说是心愿，不如说是遗憾和遗愿。

因淋巴瘤被迫离婚的少妇，才 20 多岁，没有勇气再开始新的人生，不知道还会不会拥有可以"雪中送炭"的爱情？

因肠癌反复出现肠梗阻，几乎没有生活质量的 20 岁出头的小姑娘，主动跟男友提了分手，"那么好的男孩子被别人好好爱吧"。

患系统性红斑狼疮多年的 40 岁单身女博士，因为怀孕高风险在跟两任男友摊牌后都被迫分手了，"我再喜欢你，我也有生育的需求"。虽然一个人过得很好，但是偶尔也会想，有一个不想要孩子、"只要有我就够了"的人会更好吧？

淋巴瘤病人论坛里年纪小的因病分手的女孩子，会一边发浓妆美照，一边把昵称改成前男友的名字 +"他是畜生"，谁都看得出来，这是女孩子赌气，希望能再遇良人来证明自己还有被追、被爱的能力，离开了前男友自己也过得很好。

我认为她们还有"余生"可以去争取的时候，她们似乎觉得是"结束"了。

心灰意冷是无可厚非的，毕竟"努力争取"不是他人可以越俎代庖的。可是我啊，哪怕体感非常差，甚至到了无法出门的地步，还是没有放弃希望。我遇到了想一起做点什么、留下更多羁绊的人。

我开始明白，人活一世，其实什么都留不下，肉身成灰，其他人也都会继续好好生活，但是我可以做点什么，留下我和这个世界、我和一些人的羁绊。

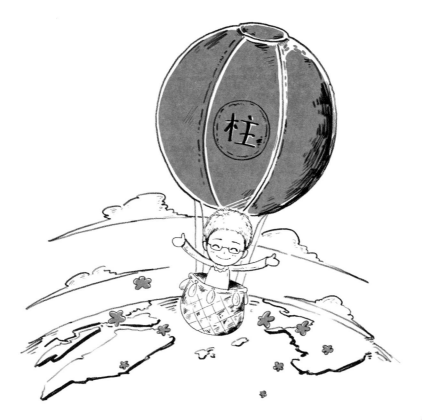

如临深渊，腰上系着绳子，不妨下去看看这深渊到底有多深。我开始知道，我也许有能力再往上爬。

"余生"就是建立在这些"求生欲"和"争取"之上。

哪怕在最后也没有等到自己真正舍不得的一生挚爱，也不妨碍我在文字里一次次梦游。

所以我希望那些早早觉得余生"结束"了的人，换个思考方式，"余生"的基础是我们所爱、所追求、所心心念念的东西"造就"和"支撑"的，"余生"能延续多久，延续得是不是精彩、美好、心满意足，都是我们自己能选择的。

谁说一人一事此时此刻就不能是一辈子？

谁又能斩钉截铁地告诉你，"一眼万年"一定是假的？

虽然"可遇不可求"，但也要先出发，走出这一步，才知道会遇到谁，能不能求到。

只有傻子会安慰自己，"得不到的最好"，也许"争取"一下能得到的远比想象中好。

谁说我们生病了，就不配被爱，就不配被放在心尖上呵护了呢？

谁说我们生病了，就不能做点事业，就不能再追梦、圆梦、渴望璀璨人生了呢？

哪怕在漫长治疗期间，我都不掩饰自己的野心和努力，我想要有更好的人生、更多的机会、更高的职业成就、更高的收入，我希望成为老唐可以依靠的妻子，成为他可以并肩的爱人，成为父母可以指望的女儿，成为公婆信任的儿媳妇，成为我读者的精神支柱，成为能帮助很多癌症病人家庭的灯塔。

当然身体条件、自身状态很多现实的情况会让人失去勇气、想要放弃。我当然知道 40 岁失去乳房的单身女生、35 岁失去子宫附件的妻子、20 岁失去肛门的年轻女孩，会面对怎样的艰难心境和现实环境。可是在心里，我希望我们永远不要看低自己，因为"余生"肯定还有什么值得再去努力争取。

余生时不待我，专注在重要的人和事上，每一分"争取"都会让我们变成星星时少一点悔恨，多一分释然。

三、如果人生可以重来

在我做自媒体的这一年，每次碰到媒体人或者后台的读者，他们最常问我的问题之一是：如果时间能倒流，你会重新做什么选择？

其实这个问题倒过来是问：你的人生有什么事情想要重来？你是否有过悔不当初？你有什么未尽的遗憾？

因为在很多人的认知里，一个年纪轻轻就生重病要面对死亡的人，必然是有巨大的不甘心和遗憾的，很多人也会在关于我的新闻评论区留言：她会后悔过分加班熬夜工作，会后悔美甲和做头发，会后悔吃火锅和烧烤，会后悔成为一个自己扛下一切不依赖家人的人。

其实不会。别人以为我会后悔的一切，我都不曾后悔。

在生病之后对过往的一切因果关系进行倒推，是没有意义的，是不准确的。

如果有什么谈得上后悔，我悔自己在最该好好读书的年纪没有像同学们一样勤奋，没有沉淀更多的知识和见识，没有积累足够多的东西成为自己的自信和底气，没有早早地找到自己，却兜兜转转迷失了好几年。这些跟我生病并没有关系。

我的人生啊，很多痛苦都来自于对自己的不满意，能力跟不上想法，人生许多选择自我否定，价值感缺失，在每段感情里饮鸩止渴，幸福颗粒度要足够细、足够敏锐时我才会觉得有那么一点点幸福。根本原因在于自我发现的太晚了，找到自己之前一直在密室里扮演别人的角色。

就好像一局"谁是卧底"，我抽到的牌是白板，盲目地附和和模仿别人的角色，从没想过自己只是一块白板，看起来成为谁都可以，其实是一次次的迷失和模仿。白板也意味着没有自己，没有一个"自己才是最重要"的角色感。

"自己才是最重要的""我值得被爱""我也有了不起的地方"，这些道理我也才刚刚明白。可是这些圆心般的道理很多人早早明白了，人生的半径就可以走很远也不迷失，"初心"始终定在那里。

我感念我初三之前和爷爷奶奶生活在一起的那些年他们对我的照顾，但是我多希望我可以在重男轻女的家庭里多看到些好，看到些人性的好而不是层出不穷的底层的恶，得到家人的肯定，而不是在我每一次为自己得意的时候得到句"自大一点就是臭"。

我感念从初中以来父母供我读书，支持我在学业上的追求，但是我多希望瘦小的我做农活、干家务感受"穷人孩子早当家"时不要挨那么多打，不要被别人欺凌后再挨父母的一顿打；多希望他们在我儿时不要把我身体不好不当回事，不要对我生病感到羞耻，不要在我也患癌后才明白一些早就该明白的道理，不要在一把年纪了才意识到最好的教育是爱。

　　我感念我老公从我大学刚毕业还是"傻白甜"的时候陪我度过 7 年时间，照顾我、帮助我，逐渐引导我走出原生家庭阴影慢慢建立独立的"三观"，把我培养成为一个很多人眼里更优秀的人，在上海给了我一个家，在很多大是大非上教了我很多。

　　我以前最喜欢喝的啤酒之一是雪花原汁麦，便宜、粗劣，其实我更喜欢它的广告词——从小喝雪花，长大闯天涯。我觉得它符合我的人生境遇，如果能早早找到自己，也许可以见得更多走得更远，也许可以遇到更多幸福，也许我会成为一个永动机加湿器一样，永远眼眶湿润、心灵丰盈。

　　但是"找到自己"这件事永远都不晚。

　　希望看到这里的读者，和我一样的读者，能慢慢地接纳自己，接纳脆弱，找到自己。

四、死亡到底是什么样子?

　　死亡究竟是什么感觉?

　　安宁疗护培训中，台湾的老师给我们讲了濒死时的生理感受和生理变化。

　　死后我们究竟去了哪里呢?

　　这是无数宗教给出答案的问题，我都听过。

　　死后我们还知道、还能参与留恋的现实生活吗?

　　没有科学依据。

　　我们死后这个世界变化了吗?

　　我们亲近的相关的人会悲伤，会偶尔想起我们，然后生活继续，只是我们不在了。

　　我们死后是以什么形式存在的呢?

　　我每次会这样回复我的读者，"你想到他的时候，他就还在""你抬头看星星，看中的那一颗就是他，变成星星了也在看着你"。

　　我想跟大家讲讲我怎么看待这件事。

　　我觉得很神奇的一点是，我一直觉得自己的梦有预言意义，甚至我会根据梦中给我的启示和指引自我解读并反馈给自己的现实生活，当然只限于极少数的人和事。家人死亡的时候我都会梦到，我记得高中时在一个清明节前夜，我爸的二哥因为胆囊结石手术事故去世了，手术时我爸在医院守了一夜，我不知道二大爷会意外出事故，却在梦里梦到了他，梦到他的样子，不记得说了什么，早上我爸回家说"二哥刚走了"。我爷爷过世的时候也是这样的，我那时候在准备研究生面试，家里没有任何人跟我说爷爷不行了，面试前一晚我梦魇重重，梦到他在清冽的凌晨面目清晰地跟我说话，早上起来后我觉得很奇怪。我面试结束赶回家的路上得到了噩耗。

不过最悲伤的是几个月前我梦到了爸爸。2013 年冬天的时候，我曾给我爸和木头哥（那时候的男朋友）买了一样的衬衫，墨绿和棕黄色格子的衬衫。那天我梦到爸爸在我们租的房子楼下路边坐着，穿着那件格子衬衫，瘦瘦的、黑黑的脸，身后的树被风吹着微微摇动，他挑着一边的眉，嘴巴微张着含着笑意看着我。我从单元门出来走向他，他把手伸向我，走近时突然手消失了，进而整个人也消失了，像幻象一样。我立即惊醒了，心像被扔进了冰桶一样。

几天后我爸爸检查出来癌症复发了。

很难解释是我日思夜想的忧思在梦里体现，还是记忆的反向呈现。我总觉得，死亡和失去是会给亲近的人征兆的。

我记得美剧《黑镜》第四季第六集《黑色博物馆》几个故事讲了几种"意识转移"的形式，比如可以从一个肉身当中把这个人的意识提炼转移出来，意识像坐在一个单独的放映厅一样看着这个世界上发生的一切。意识可以转移到一具身体里也可以转移到一个物件上，意识一直存在，如果放入一个正常人的头脑中两个意识共处还可以对话互动。还有第三季《圣·朱尼佩罗》（*San Junipero*）一集，死前拥有两个选择：①永久的死亡；②永恒的生命，在云端生活。这些关于科技未来对死亡、意识的探讨都挺有意思的。

也许未来科技可以实现这些，我们有生之年也许会见证科技让"死亡"不那么虚无，而是留给我们一点可追溯、可视化的念想。我不信轮回转世，但是因为从小到大每次亲人过世我都会在他们过世死亡的时间点梦到他们，所以我一直觉得只要我不忘记，只要我想起他们，他们就会从我大脑云端被下载下来，在我忘记的时候再自动上传，过世的家人的回忆都在 Icloud[①] 上，我没失去他们，他们一直在我的大脑服务器上。

---

① Icloud：苹果公司提供的云端服务，让使用者免费储存资料。

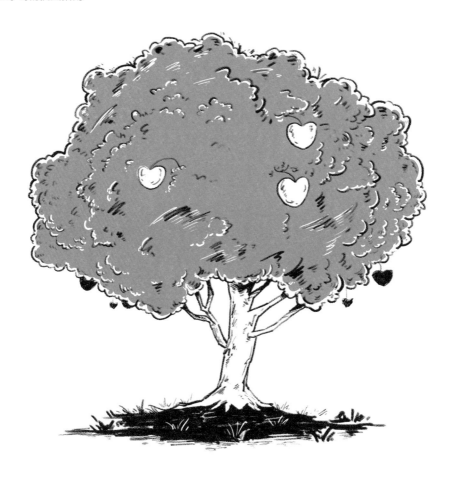

所以我希望,有一天我不在了,也能存在我亲人朋友的服务器上(如果他们愿意的话),看到我的视频、我的文字、我送的礼物,能想起我一下,偶尔记得,我就一直在他们身边呢。

有一天我不在了,我的公众号、书、视频、节目这些承载着我的理念和精神内核的东西还会存在,也许会对很多癌症家庭有帮助。那我的这一点善意和英勇就像蝴蝶效应一样可以影响一些我素未谋面的人,哪怕在我变成星星很久之后。那我与这世间的羁绊就绵延下去了。

被人想念、被人怀念、被人感念,都是生命羁绊的延续。